图解健康知识丛书

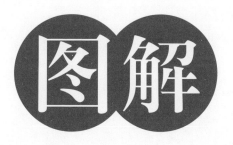

中医面诊

李　茹◎编著

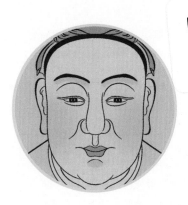

U0254896

四川科学技术出版社

·成都·

图书在版编目（CIP）数据

图解中医面诊 / 李茹编著. —— 成都：四川科学技术出版社, 2023.6（2024.3重印）

（图解健康知识丛书）

ISBN 978-7-5727-1001-8

Ⅰ.①图… Ⅱ.①李… Ⅲ.①望诊（中医）—图解

Ⅳ.①R241.2-64

中国国家版本馆CIP数据核字（2023）第108139号

图解中医面诊
TUJIE ZHONGYI MIANZHEN

编　著　李　茹

出品人　程佳月

责任编辑　谢　伟

特约编辑　吴晓琳

封面设计　宋双成

责任出版　欧晓春

出版发行　四川科学技术出版社

成都市锦江区三色路238号　邮政编码 610023

官方微博：http://weibo.com/sckjcbs

官方微信公众号：sckjcbs

传真：028-86361756

成品尺寸　170 mm × 240 mm

印　张　13

字　数　260千

印　刷　三河市南阳印刷有限公司

版　次　2023年6月第1版

印　次　2024年3月第4次印刷

定　价　32.80元

ISBN 978-7-5727-1001-8

邮　购：成都市锦江区三色路238号新华之星A座25层　邮政编码：610023

电　话：028-86361770

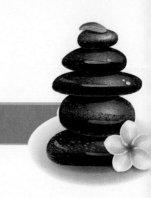

　　面诊，就是对面部进行观察，来判断五脏六腑各个部位的健康状况。医生经常运用望、闻、问、切四诊法来判断人体全身与局部的病变情况，其中望诊包括望面部，即面诊。

　　正所谓"相由心生"，内在五脏六腑的病理变化或是心理变化，终会表现在脸上相关区域，所以面部的望诊最能让人洞察病机、掌握病情。比如，正常人的面色微黄且面带红润，有光泽，称为"常色"；而生病时，人们皮肤的光泽会发生变化，称为"病色"。

　　从临床上看，病色主要有以下几种情况：

　　一、面色晦暗不泽，是正气大衰，精气将竭之象；

　　二、面色过于显露，色浮少泽，或与病情不符；

　　三、某色独显，病情加重；

　　四、面色太过或不及，与其本色、环境不相应。

　　所以，运用面诊观察病人时，要善于结合当时的外界环境特点和病人的个体差异，灵活掌握诊断标准，正确判断各种症状。

　　面诊不仅可以用于诊病，还可以根据面诊情况预防疾病。

　　基于上述种种，笔者在借鉴了诸多参考资料的前提下，编写了《图解中医面诊》一书。本书分为八章，详细介绍了通过面部各部位诊断有关疾病的依据与方法：第一章介绍了头部诊病，第二章介绍了眼部诊病，第三章介绍了耳部诊病，第四章介绍了鼻部诊病，第五章介绍了人中望诊，第六章介绍了舌诊，第七章介绍了牙齿诊法，第八章介绍了望口唇。

本书语言浅显易懂，将复杂的医学知识用平实、通俗的语言表达出来，方便普通读者理解。同时本书采用图解形式，配了大量插图，帮助读者认识面诊的作用和意义。希望广大读者通过此书，都能对面诊有一个大致的了解，掌握一些实用的面诊技巧，且能学以致用，学会防治相关疾病。

最后，祝愿大家都能更好地养生，拥有健康的生活方式。

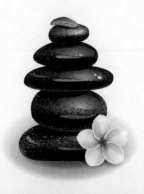

Contents 目录

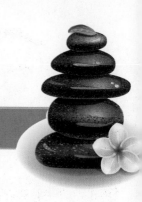

第一章 头部诊病……………………… 001

第一节 头部诊病的依据 ………………002

第二节 囟门触诊法 ……………………005

第三节 看头知健康 ……………………006

第二章 眼部诊病……………………… 019

第一节 眼部诊病的依据与方法 …………020

第二节 看眼观内脏 ……………………026

第三节 看眼知健康 ……………………033

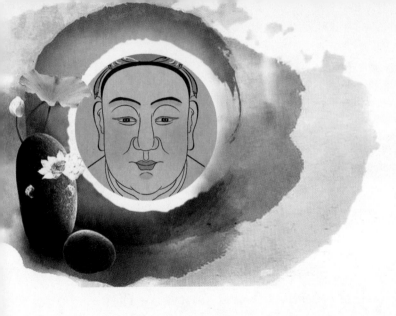

第三章　耳部诊病 …………………… 051

第一节　耳朵各部位与脏腑的关系 …………052

第二节　耳郭的病变与人体健康 …………062

第三节　耳聋耳鸣的问题 …………………077

第四节　耳道分泌物的信息 …………………081

第五节　看耳知健康 …………………………086

第四章　鼻部诊病 …………………… 091

第一节　鼻部诊病的依据 …………………092

第二节　鼻子与身体疾病的关系 …………094

第三节　从呼吸看健康 …………………103

第四节　嗅觉的秘密 …………………………106

第五节　鼻内分泌物的信息 ·············110

第六节　看鼻知健康 ·····················114

第五章　人中望诊 ·················· 121

第一节　人中望诊的依据与疾病先兆 ········122

第二节　人中形态的望诊 ·············125

第三节　人中色泽的望诊 ·············130

第六章　舌诊 ······················· 135

第一节　舌诊的依据与脏腑 ···········136

第二节　看舌知健康 ·················138

第七章　牙齿诊法 ·················· 161

第一节　牙齿与脏腑的关系 ················162

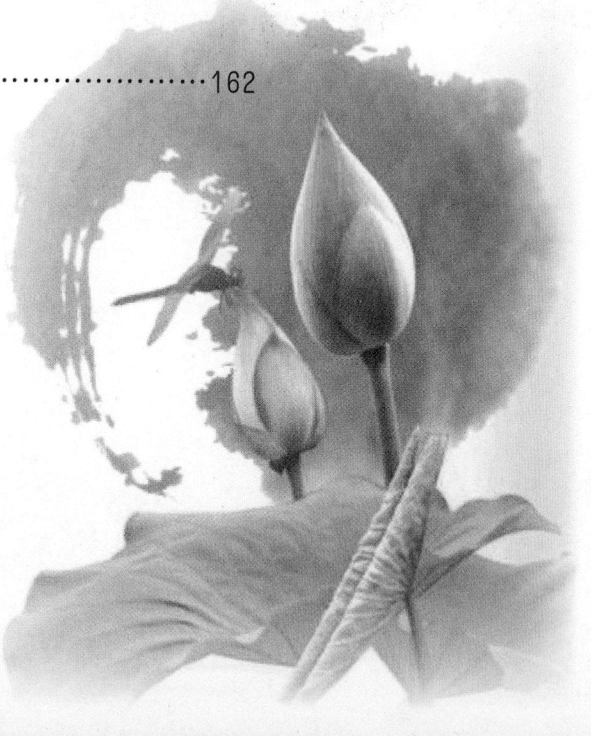

第二节　各种牙齿疾病 ……………………165

第三节　对牙齿的保护 ……………………175

第四节　各种牙龈问题 ……………………178

第五节　看牙知健康 ………………………180

第八章　望口唇………………………191

第一节　口唇与脏腑的关系 ………………192

第二节　口唇保健的面部按摩 ……………198

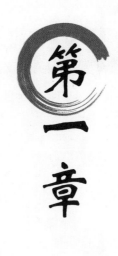

第一章 头部诊病

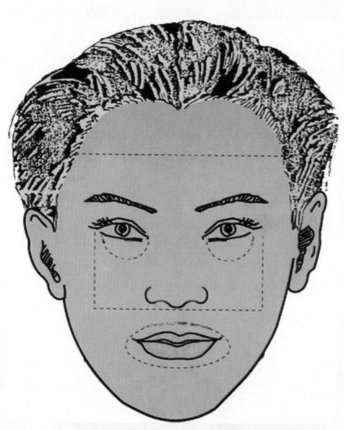

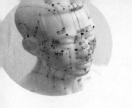

第一节　头部诊病的依据

头型异常情况

　　一般正常人的头型为椭圆形，其大小随着年龄的增长而逐渐变大，直到成年。成年人的头颅已经成形，一般异常的情况多发生在婴幼儿身上，具体的异常情况有：

　　❶ 头颅窄小

　　一般出现在大脑发育不正常、智力低下的儿童身上，主要是由于先天发育不良及肾精不足，导致大脑不能正常发育，使囟门过早闭合，大脑不能再进行发育。

　　❷ 头颅增大

　　这种情况也是发生在智力低下、大脑发育不正常的儿童身上，由于肾精不足，使大脑形成积水。患者一般会因此而颅腔变小，头颅外壳则均匀地变厚变大，颅缝也会发生开裂，并且敲击有破响声。

方形头颅

　　方形头颅，头顶很平，前额左右高高凸起，整个头颅呈现方形。一般是由于儿童患者的肾精亏损，从而使头颅发育不正常的一种病症。另外，佝偻病的儿童也可能出现方形头颅。这样的患者一般缺乏维生素D，导致骨组织缺钙，形成方颅，用手挤压头时，有像捏乒乓球的感觉。

　　中医认为，方颅的小孩应该在医生的指导下，服用维生素D，还可以多晒太阳，这样可以促进维生素D的转化，从而维持骨骼的正常发育。

通过头部的动态诊断疾病

中医认为，可以通过头部的动态来诊断疾病。

① 仰头不下

如果患者的头向后仰，颈不能够直立，并且也不能低头俯下去，同时眼睛上翻，这种情况常见于破伤风、小儿急惊风等症。

② 垂头不起

头颅下垂，很难抬起。气血严重虚弱的人往往出现这种症状，颈受外伤的人除外。

③ 偏向一方

头侧视型，头总是向左或者向右偏，这种情况多见于颈部疼痛肿胀的情况。

④ 摇头不止

患者总是不由自主地摇头，多是肝风内动所致。

头摇产生的原因以及食疗

头摇，是一种头部摇摆颤动不能自制的症状，又名"摇头"。至于头摇发生的原因，在《证治准绳·杂病》中有如下记载："头摇，风也，火也。二者皆主动，会之于巅，乃为摇也。"也就是说，中医中的头摇症，是由于人体内的肝脏发生严重失调，导致肝内风邪妄动，或者肝火郁积导致的一种病症。另外，老年人年老体弱、气血不足，这样也会使大脑的滋养不足，从而引发大脑的病变。或者老年人病后气血虚弱、虚火犯上，也会发生头摇。

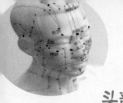

头部触诊法

头部触诊法，是医生用手触摸病人的头部，以检查囟门的闭合情况，以及百会穴的变化，用以判断相应的脏腑疾病。

头部触诊法一般有两种。一是百会穴触诊法：百会穴为督脉上的要穴，为诸阳之会。近年来研究发现，用手探摸此穴软硬程度可判断风、气、痰，如阳虚阴盛证、阴毒证、痰饮证等。二是囟门触诊法：囟门属肾，肾主骨髓而藏精，乃人生之根本，故囟门主要候肾。囟门及骨缝闭合的迟早及其异常情况，对肾气的盛衰、胎儿禀赋的厚薄、大脑发育状况，皆有一定的预测意义。

第二节　囟门触诊法

囟门属肾，肾主骨髓而藏精，乃人生之根本，故囟门主要候肾。小儿囟门及骨缝闭合的迟早及其异常情况，能反映肾气的盛衰、胎儿禀赋的厚薄、大脑发育状况。

囟门高凸

触摸小儿头顶部，其囟门隆起高凸，称为"囟填"。多属实热证，多因外感时邪、火毒上攻所致。如急慢惊风、暑温、邪毒蕴盛。

囟门 ——
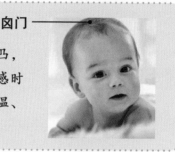

囟门迟闭

触摸小儿头顶部，其囟门应合而未闭合，称为"解颅"。多为肾气不足、先天发育不良。

囟门 ——
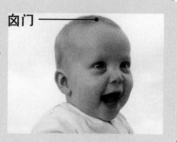

囟门早闭

触摸小儿头顶部，其囟门早闭，头顶又尖又小，前额窄，智力迟钝，为先天不足。

囟门 ——
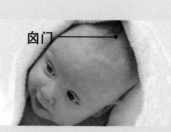

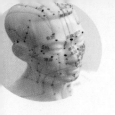

第三节　看头知健康

满头大汗

满头大汗，仅指对头面部出汗而言。多是因邪热内郁，热蒸于上所致。实证、虚证皆可出现，但实证多由湿热所致，虚证多由阳气不足所致。常人也可以出现头汗，如小儿睡眠时头部出汗，但只要没有其他症状，都属于正常。

养生建议

① 对于湿热熏蒸引起的头部出汗，治疗时应清利湿热，用药时选茵陈五苓散。

② 对于阳气不足引起的头部出汗，治疗时应温阳益气，固表敛汗，用药时选芪附汤加红参、龙骨、牡蛎。

▶ **症状**

头部出汗；面色白；眼睛发黄；面部出汗；舌苔黄腻或淡嫩。

▶ **面诊**

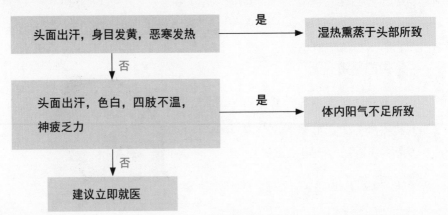

| 头面出汗，身目发黄，恶寒发热 | 是 → | 湿热熏蒸于头部所致 |

否 ↓

| 头面出汗，色白，四肢不温，神疲乏力 | 是 → | 体内阳气不足所致 |

否 ↓

建议立即就医

▶ **治疗方法**

经常按摩肩髃穴，可以舒筋通络，祛风活血，对调理多汗症状有很好的保健效果。此外，长期按摩此穴，对治疗关节炎也有很好的疗效。

▶ **穴位定位**

正坐，屈肘抬臂，大约与肩同高，以另一手中指按压肩尖下，肩前呈现凹陷处即是。

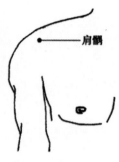

肩髃

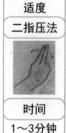

程度	适度
二指压法	
时间	1～3分钟

配伍治病

肩颈部肌肉酸痛：
肩髃配风池、肩井。

养生食谱

材料：粳米50克，百合20克，白糖少许。

做法：百合洗净与粳米同煮，待熟时加入白糖再煮10分钟，即可食用。

功效：本方润肺止汗，适用于肺热汗多者。百合具有润肺止咳、宁心安神的功效。

头总是不自觉地摇动

头不自觉地摇动或摇摆不能自制的症状，中医名为"头摇"。《灵枢·经脉》有"头重高摇"的记载，《医学纲目》《医学准绳六要》等书中都称为"头摇"。《证治准绳·杂病》中说："头摇，风也，火也。二者皆主动，会之于巅，乃为摇也。"揭示了头总是不自觉摇动的原因是风、火扰于头部所致。

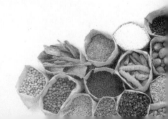

头摇有可能是少阳经发生病变，也可能是阳明经发生病变。风火相煽，卒然头摇，项背强痛，为少阳经发生病变。里实腹痛，排便不畅而头摇的，是阳明经发生了病变。

❶ 对于风阳上扰导致的头摇，治疗时应平肝息风，药方选羚角钩藤汤加地龙、全蝎等。

❷ 对于虚风内动导致的头摇，治疗时应育阴柔肝息风，药方选大定风珠等。

▶ 症状

头总是不由自主在摇动；舌头发红、少苔或黄苔；眼睛红；面部红赤。

▶ 面诊

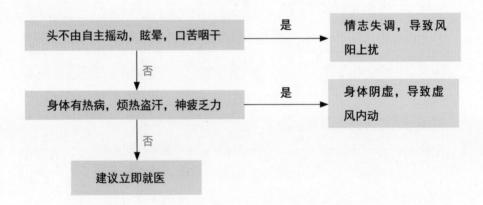

| 头不由自主摇动，眩晕，口苦咽干 | 是 → | 情志失调，导致风阳上扰 |

否 ↓

| 身体有热病，烦热盗汗，神疲乏力 | 是 → | 身体阴虚，导致虚风内动 |

否 ↓

建议立即就医

▶ 治疗方法

头摇产生的一个重要原因是肝气郁滞，肝火上炎。而按摩期门穴可起到疏肝理气的效果。此外，按摩此穴时若配合肝俞、膈俞，便可起到疏肝活血化瘀的作用。

▶ 穴位定位

仰卧位，先定第四肋间隙的期门穴，并于其下二肋（第六肋间）处取穴。对于女性患者则应以锁骨中线的第六肋间隙处定取。

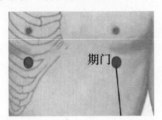

期门

配伍治病

疝气：
期门配大敦。
胆囊炎、胆结石：
期门配肝俞、公孙、中脘和太冲。

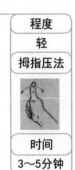

程度
轻
拇指压法
时间
3～5分钟

养生食谱

材料：黑豆15克，浮小麦15克，白糖少许。

做法：熬取黑豆、浮小麦二物汁液200毫升，加入白糖调味频服，每次服10毫升左右。

功效：祛风敛汗。

盗汗

盗汗，指入睡时出汗，醒来即止。这一疾病在《素问·六元正纪大论》中称为"寝汗"，后来在《金匮要略·血痹虚劳病脉证并治》中称为"盗汗"。在以后的各种医书中大多称为"盗汗"。

养生建议

❶ 对于心血不足引起的盗汗，治疗时应补血养心敛汗，药方选归脾汤加龙骨、牡蛎、五味子。

❷ 对于阴虚内热引起的盗汗，治疗时应滋阴降火敛汗，药方选当归六黄汤加糯稻根、浮小麦。

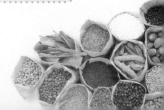

第一章 头部诊病

❸ 对于脾虚湿阻引起的盗汗，治疗时应化湿和中，宣通气机，药方选藿朴夏苓汤去杏仁、猪苓、淡豆豉、泽泻，加糯稻根、苍术、陈皮。

❹ 对于邪气阻遏在半表半里所出现的盗汗，治疗时应和解少阳，药方选小柴胡汤去人参、大枣，加黄连、碧桃干。

▶ 症状

睡觉时头部出汗；身体困倦；面部没有光泽；舌淡苔薄。

▶ 面诊

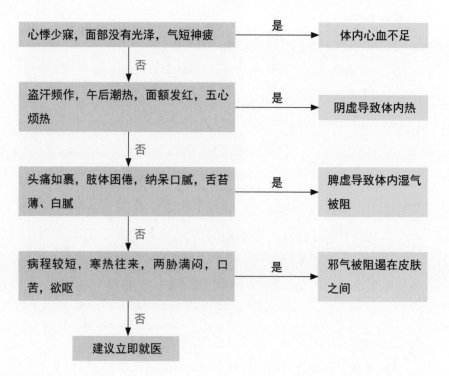

| 心悸少寐，面部没有光泽，气短神疲 | 是 → | 体内心血不足 |

否 ↓

| 盗汗频作，午后潮热，面额发红，五心烦热 | 是 → | 阴虚导致体内热 |

否 ↓

| 头痛如裹，肢体困倦，纳呆口腻，舌苔薄、白腻 | 是 → | 脾虚导致体内湿气被阻 |

否 ↓

| 病程较短，寒热往来，两胁满闷，口苦，欲呕 | 是 → | 邪气被阻遏在皮肤之间 |

否 ↓

建议立即就医

▶ 治疗方法

经常按摩少商穴，可以清热利咽、醒脑开窍、解表通热、通利咽喉，对调理阴虚内热有很好的保健作用。

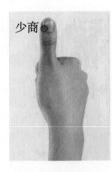

少商

在拇指指甲角
旁开0.1寸*。

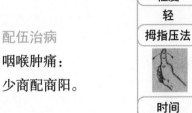

配伍治病
咽喉肿痛：
少商配商阳。

程度
轻
拇指压法

时间
1～3分钟

养生食谱

材料：浮小麦15克，山药15克，白糖少许。

做法：浮小麦、山药二药同煎取汁100毫升，加白糖调味，每次服50毫升，早晚各服1次。

功效：补气敛汗。

身体消瘦

身体消瘦是指肌肉瘦削，体重过轻，严重者骨瘦如柴，是一种疾病的表现。在正常的生理状态下，人体的胖瘦有很大的差异，若形体较瘦，而精神饱满，面色明润，舌脉如常，身体没有疾病的感觉，则属于正常。

养生建议

身体消瘦虽然都是由于形体失养，但也有着虚实之别。治疗时，必须加以区分。

❶ 对于脾胃气虚引起的消瘦，治疗时应健脾益气，用药选四君子汤。

❷ 对于气血虚弱引起的消瘦，治疗时应益气养血，用药选八珍汤。

*这里的寸指中医同身寸。

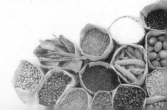

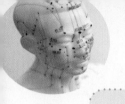

③ 对于胃热炽盛引起的消瘦，治疗时应清胃泻火，用药选玉女煎。

④ 对于体内有虫积聚引起的消瘦，治疗时应安蛔驱虫，用药选化虫丸。

▶ **症状**

食欲减退；头晕目眩；面色萎黄，没有光泽；舌淡苔白。

▶ **面诊**

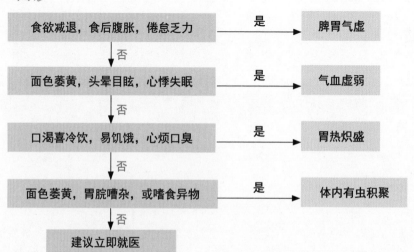

食欲减退，食后腹胀，倦怠乏力	是 →	脾胃气虚
否 ↓		
面色萎黄，头晕目眩，心悸失眠	是 →	气血虚弱
否 ↓		
口渴喜冷饮，易饥饿，心烦口臭	是 →	胃热炽盛
否 ↓		
面色萎黄，胃脘嘈杂，或嗜食异物	是 →	体内有虫积聚
否 ↓		
建议立即就医		

▶ **治疗方法**

经常按摩公孙穴，可以健脾益胃、通调冲脉、消除痞疾，对调理脾胃气虚有很好的保健作用。

▶ **穴位定位**

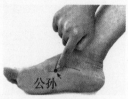

公孙

正坐垂足或仰卧位，足大趾内侧后方，距太白1寸处取穴；或沿太白向后推至一凹陷，即为本穴。

配伍治病

胃脘胀痛：

公孙配中脘、足三里。

呕吐、眩晕：

公孙配丰隆、膻中。

程度
轻
拇指压法
时间
1～3分钟

养生食谱

材料：猪蹄250克，黄豆250克，黄酒10克，大葱8克，姜5克，精盐3克，味精少许。

做法：猪蹄用沸水烫后拔净毛，刮掉浮皮；黄豆提前浸泡1小时，备用；姜洗净切片；大葱切段；猪蹄内加入清水、姜片煮沸；加上黄酒、大葱及黄豆，加盖，用文火焖煮；至半酥，加精盐，再煮1小时，调入味精即可。

功效：对于经常四肢疲乏，腿部抽筋、麻木者有一定的辅助疗效。

身体肥胖

身体肥胖是指体形发胖，超乎常人而言。常伴有头晕乏力，懒言少动，气短等症状。若体态丰腴，面色红润，精神饱满，舌脉正常，没有其他疾病的，则属于正常。

养生建议

❶ 对于痰湿内蕴引起的肥胖，治疗时应祛痰化湿，用药时选温胆汤或平胃散，酌加山楂、茶树根、莱菔子、六一散（中成药）等，并应控制进食膏粱甜腻之品。

❷ 对于气虚引起的肥胖，治疗时应补气健脾，用药时应选择香砂六君子汤，并应加强体育锻炼，增强自身体质。此外，除了药物治疗外，调节饮食，参加适当的体力劳动或体育运动，采取综合治疗的方法，对改善肥胖症状效果会更好。

▶ 症状

面浮虚肿；身体疲乏不想动；舌胖苔厚。

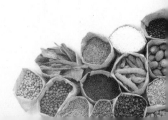

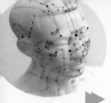

▶ 面诊

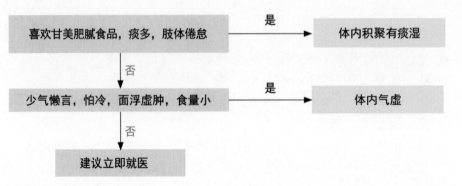

| 喜欢甘美肥腻食品,痰多,肢体倦怠 | →是→ | 体内积聚有痰湿 |

↓否

| 少气懒言,怕冷,面浮虚肿,食量小 | →是→ | 体内气虚 |

↓否

建议立即就医

▶ 治疗方法

消泺穴具有除湿降浊、清热安神、活络止痛的功效。每天坚持按摩此穴,可以起到减肥美容的效果。此穴还可有效治疗头痛、肩臂痛、牙齿痛等疾病。

▶ 穴位定位

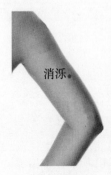

消泺.

正立,双手下垂,先将左手手掌置于右手臂中间位置,再将右手掌置于左手臂中间位置,左右手四指向手臂施压压力,中指所在的位置即是该穴。

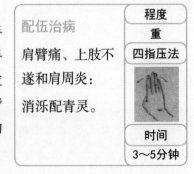

配伍治病

肩臂痛、上肢不遂和肩周炎:消泺配青灵。

| 程度 |
| 重 |
| 四指压法 |
| 时间 |
| 3～5分钟 |

养生食谱

材料:芹菜500克,苦瓜90克。

做法:将芹菜洗净切成段,苦瓜去掉瓤切成块,然后一起加水煎煮即可。

功效:降血压,降血脂,提高身体免疫力。

头皮屑增多

头皮屑是指头皮表面落下来的碎屑，是头皮新陈代谢的产物。头皮和头发多脂、油腻，头皮屑增多，常伴瘙痒，中医学称为"头皮糠疹""头部脂漏症"。头皮屑多和头皮痒的现象一样司空见惯，甚至很少有人把它当一回事。但头皮屑太多会影响人的美观，往往让人感到不悦，此时头皮屑增多给人带来的烦恼，就不能再忽视了。

养生建议

① 从现代病因学的角度来看，头皮屑过多是由一种叫糠秕孢子菌的真菌异常繁殖引起的。所以，一旦出现头皮脱屑过多与瘙痒时，不妨使用能清除糠秕孢子菌的药物，这样可以有效地抑制头皮症状的进一步发展。

② 精神紧张是影响头皮屑增多的一个重要原因。若想缓解焦虑情绪，不妨拓宽交往的范围，乐观地看待事情。要想方设法使自己处在稳定而宽松的精神状态，摆脱心理上的失衡。

③ 调节饮食结构，改善营养状况。每天口服适量的维生素A和维生素E，再加上适量硒元素，这些营养物质对消除头皮屑皆有助益。

④ 经常洗头，按摩头皮，少吃辛辣刺激性的食物，在头发上搽些发油来润滑表皮，这样可以抑制过多的头皮屑产生。

▶ **症状**

头皮瘙痒；头皮屑散落在头部，不易脱落；情绪烦躁。

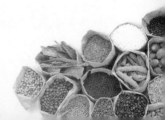

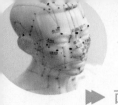

▶ 面诊

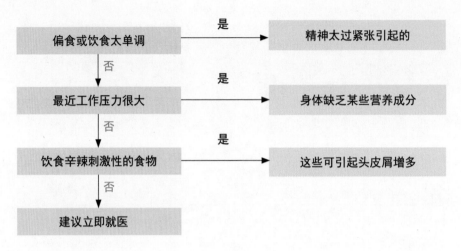

偏食或饮食太单调	—是→	精神太过紧张引起的
否↓		
最近工作压力很大	—是→	身体缺乏某些营养成分
否↓		
饮食辛辣刺激性的食物	—是→	这些可引起头皮屑增多
否↓		
建议立即就医		

▶ 治疗方法

经常按摩三阴交穴，可以起到排除瘀血，产生新血，有效去除头皮屑的作用。

▶ 穴位定位

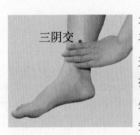

三阴交

正坐，抬脚置另一腿上，另一侧手除拇指外的四指并拢伸直，并将小指置于足内踝上缘处，则食指下、踝尖正上方胫骨边缘凹陷处即是该穴。

配伍治病		程度
		适度
肠鸣泄泻：		拇指压法
三阴交配足三里。		
月经不调：		
三阴交配中极。		时间
		1～3分钟

养生食谱

材料：薏米200克，绿豆50克。

做法：将薏米、绿豆泡软，煮熟即可。

功效：健脾利水，消暑止渴，清热解毒，利水消肿，清热排脓，除湿热。

少白头

头发早白是指青少年头发过早变白的症状，一般称为"少白头"。正常人从35岁开始，毛发中的色素细胞开始衰退。所以，中年人出现少量白发，老年人头发变白，都属于正常生理现象。

养生建议

① 对于肝肾亏损引起的少白头，治疗时应滋肾补肝，益精血，乌头发。用药可选七宝美髯丹，或用首乌延寿丹。

② 对于营血虚热引起的少白头，治疗时应补血养营，滋阴乌发。用药可选四物汤等治疗。

③ 对于肝郁气滞引起的少白头，治疗时应疏肝解郁，清热凉血。用药可选丹栀逍遥散加生地黄、何首乌、黑芝麻。

▶ 症状

有头屑脱落；头晕眼花；头发由花白至全白；舌质红或淡红。

▶ 面诊

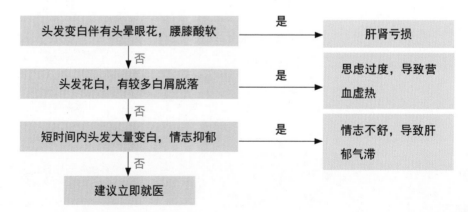

头发变白伴有头晕眼花，腰膝酸软 —— 是 —→ 肝肾亏损

否↓

头发花白，有较多白屑脱落 —— 是 —→ 思虑过度，导致营血虚热

否↓

短时间内头发大量变白，情志抑郁 —— 是 —→ 情志不舒，导致肝郁气滞

否↓

建议立即就医

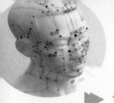

▶▶ 治疗方法

少白头是由肾气不足所致，按摩关元穴可起到培肾固本的作用。经常按摩这个穴位，对改善阳痿、早泄、月经不调、不孕、肾炎等也有很好的疗效。

▶▶ 穴位定位

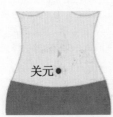

关元●

在下腹部前正中线上，肚脐下3寸（四指）的位置。

配伍治病		程度
中风脱证：关元配气海、肾俞和神阙。		重
		拇指压法
腹痛：关元配足三里、脾俞和公孙。		时间
		1～3分钟

养生食谱

材料：红砂糖500克，黑芝麻250克，核桃仁250克。

做法：将红砂糖放在锅内，加水少许，以小火煎熬至较浓稠时，加入炒熟的黑芝麻与核桃仁，调匀，即停火。趁热将糖倒在表面涂有食油的大搪瓷盘中，待稍冷，将糖压平，用刀划成小块即可。

功效：补血养颜，补肾，固精强腰，益肝养发。

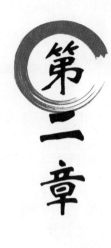

第二章

眼部诊病

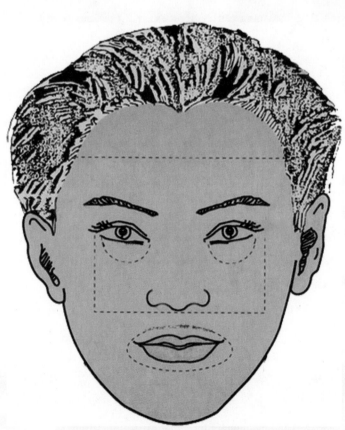

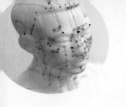

第一节 眼部诊病的依据与方法

眼之所以能明视万物，辨别颜色，全赖五脏六腑精气的滋养。脏腑、经络的功能失调，常可反映于眼部，甚至引起眼病。反之，眼部的疾病也可通过经络影响相应的脏腑，以致全身性反应。因此，望眼诊病具有重要的意义。望眼诊病所需要的工具和操作方法都很简单。

眼睛的主要组织及功能

人的眼睛近似球形，位于眼眶内。正常成年人其前后径平均为24毫米，垂直径平均为23毫米。最前端突出于眶外12～14毫米，受眼睑保护。

眼球包括眼球壁、眼内腔和内容物、神经、血管等组织。

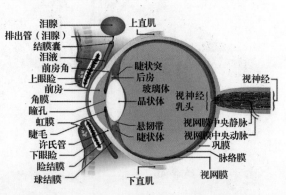

眼球壁主要分为外、中、内三层。外层由角膜、巩膜组成。前1/6为透明的角膜，其余5/6为白色的巩膜，俗称"眼白"。眼球外层起维持眼球形状和保护眼内组织的作用。角膜是接受信息的最前哨。中层又称"葡萄膜""色素膜"，具有丰富的色素和血管，包括虹膜、睫状体和脉络膜三部分。内层为视网膜，是一层透明的膜，具有很精细的网络结构及丰富的代谢和生理功能，也是视觉形成的神经信息传递的第一站。

眼内腔和眼内容物。眼内腔包括前房、后房和玻璃体腔。眼内容物包括房水、晶状体和玻璃体，三者均透明，与角膜一起称为"屈光介质"。房水由睫状突产生，有营养角膜、晶状体及玻璃体，维持眼压的作用。晶状体为富有弹性的透明体，形如双凸透镜，位于虹膜、瞳孔之后，玻璃体之前。玻璃体为透明的胶质体，充满眼球后4／5的空腔内，主要成分为水。玻璃体有屈光作用，也起支撑视网膜的作用。

眼睑的组织结构以及正常情况

眼睑俗称"眼皮"，位于眼球前方，构成保护眼球的屏障。眼睑分上睑和下睑，上、下睑之间的裂隙称"睑裂"。睑裂的内外侧端分别称"内眦"和"外眦"。内眦呈钝圆形，附近有一微陷的空间，叫作"泪湖"。泪湖底上有蔷薇色的隆起称"泪阜"。上、下睑的内侧端各有一小突起，突起的顶部有一小孔，叫"泪点"，是泪小管的开始处。

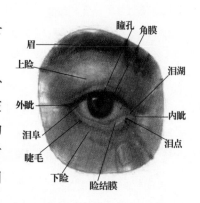

眼睑的正常位置应该是眼睑与眼球表面紧密接触，形成一个毛细间隙，使泪液能吸附在这一毛细间隙中，随着瞬目动作向内眦流动，同时润泽眼球表面。上、下睑的睫毛分别向前上、下方整齐排列，它们阻挡尘埃、汗水等侵入眼内，绝不与角膜相接触。在内眦部睑缘前唇的上、下泪点，依靠在泪阜基部，以保证泪液能顺利导入。一旦这些解剖关系发生异常，不但无法完成正常的生理功能，还会对眼球带来危害。

中医中的"五轮八廓"

"五轮八廓"是中国古代医家阐述眼与脏腑相互关系并指导诊治眼病的两种学说，即五轮学说和八廓学说。

五轮为肉轮、气轮、血轮、风轮、水轮的合称。它将眼由外向内划分为5个部分，分属于不同的脏腑，眼睑为肉轮，属脾与胃；白睛为气轮，属肺与大肠；两眦血络为血轮，属心与小肠；黑睛为风轮，属肝与胆；瞳孔为水轮，属肾与膀胱。从而把眼局部与脏腑统一成为一个整体，借以说明眼的生理、病理现象，指导眼部的辨证论治。如肉轮疾患多与脾胃病变有关；气轮疾患多与肺、大肠病变有关；血轮疾患多与心、小肠病变有关；风轮疾患多与肝、胆病变有关；水轮疾患多与肾、膀胱病变有关。因此，在临床上可通过观察各轮外显症状来推断相应脏腑的内在病变。五轮学说应用虽然普遍，但不宜生搬硬套。

八廓是中医眼科在外眼划分的8个部位，历代命名繁多，一般多用自然界八种物质现象或八卦名称来命名。即天（乾）廓、地（坤）廓、风（巽）廓、雷（震）廓、泽（兑）廓、山（艮）廓、火（离）廓、水（坎）廓。"五轮八廓"的中医眼科理论在古代的眼部治疗与现代的临床诊断中，都发挥了重要的作用。

肉轮

肉轮是指西医学中所说的上、下眼睑，其包括皮下组织、睑板、睑结膜和睑皮肤。它在五脏里面属脾，在六腑里面为胃。中医认为，肉轮在五行中属土，主全身肌肉。我国眼科历来重视脾对于眼的重要作用，认为"脾虚则五脏之精气皆失所司，不能归明于母"。

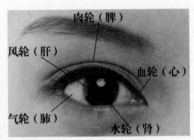

《银海精微》中说："脾属土，曰肉轮。在眼为上、下胞睑。"故眼睑疾患多与脾胃有关。脾土为后天的根本，无论全身疾病或者是眼科的疾病，都必须主要调理脾胃，否则就是治标不治本，不能达到充分治疗疾病的目的。

气轮

五轮中的气轮是指球结膜、眼球筋膜及巩膜。气轮在五脏中为肺，在六腑中为大肠。肺主气，故称"气轮"。依气的来源为标准，可分为元气、宗气、营气、卫气、脏腑经络之气。

元气是人体各种气中最重要、最基本的一种，又被称为"原气""真气"，它主要由先天之精生化而成，禀生以后，又要水谷精微的滋养和补充。宗气是由水谷之气化生，是人体阳气的一部分，所以又称为"卫阳"。营气是由脾胃运化的水谷精微所化生，是水谷之气中比较精神、富有营养的部分，它除了有营养全身的功用外，还能化生血液。卫气是由肺吸入的清气与脾胃运化而来的水谷之气结合而成，聚集于胸中，推动肺的呼吸和心血的运行，卫气有温煦脏腑、润泽皮毛、保卫肌肤、抵御外邪的功能。脏腑经络之气和全身的气一样，是精气（清气、水谷之气）经肺、脾、肾共同作用而化生，可转化为推动和维持脏腑经络进行生理活动的能量，并可更新充实脏腑经络的组织结构及生成五脏六腑之精而储存。

由上，我们可以知道，气是人体构成、生命活动的基本物质，对人体起着推动、温煦、固摄、防御、气化等作用。所以说"气通则血通，血通则百脉通畅"。

血轮

血轮在五脏中为心，在六腑中为小肠，主全身之血脉，称为"血轮"，在五行中属于火。五轮中的血轮包括内眦、外眦和附近的巩结膜，一般认为内眦属心包络，外眦属于心。心是顺应所有血脉的，如果血液倒流，就会损伤眼睛。但凡五脏气血的盈亏，都会表现在人的眼睛两眦，一般为血脉经络的显现，我们通过观察就能知道身体的疾病。

风轮

风轮指虹膜（包括角膜）。对应内脏为肝和胆，五行中属木，木生风，称"风轮"。肝在脏主藏血，与胆相表里，主疏泄。中医讲的肝脏，除在分泌和储存胆汁方面与现代医学的肝胆功能基本相同外，其他在藏血、精神情志、主筋等方面也存在很大差别；实际上中医讲的肝广泛涉及内分泌、大脑、生殖、心血管、脊髓、自主神经等多个方面。中医认为，肝在整体的外在表现集中于血与气，贯注于眼，"五轮"理论又集中于风轮，故此风轮在眼诊中占有十分重要的地位。

水轮

水轮除了西医讲的瞳孔、中医讲的瞳子或瞳仁外，还包括有神水（房水）、睛珠（晶状体）、神羔（玻璃体）、睛膜（脉络膜）、视衣（视网膜）、目系（视神经）等。其对应内脏为肾和膀胱，肾主水，故称"水轮"，五行中属水，肾与膀胱相表里，共同发挥作用。

中医历来高度重视肾在整体生理功能中的地位和作用，认为"肾为先天之本""腰之腑""精之元灵""四轮不能视，唯水轮普照无遗"。眼内外水液的分布和调节，与肾主水的功能有密切关系。我们可以根据眼的视觉是否正常，判断肾所收藏脏腑的精气是否充足。膀胱在人体水液代谢的过程中，主要有储存精液、化气行水、排泄尿液的功能。膀胱的气化作用主要取决于肾气的盛衰。此外，膀胱属足太阳经，主一身之表，易遭外邪侵袭，也常引起眼病，所以必须引起重视。

眼球经区的划分

眼睛和五脏有着很密切的关系，结合眼睛和经络的关系，我们可以对眼球进行合理的经区划分。具体方法如下：

两眼向前平视，经瞳孔中点做一条水平线并延伸过内外眦，再经瞳孔中心做一垂直线，平延伸过上、下眼眶。于是就把眼分为四个象限，再把每个象限划分为两个相等的区，即成四个象限、八个等区。

此八个等区就是八个区域。

一区为肺、大肠；

二区为肾、膀胱；

三区为上焦（包括膈肌以上的胸、背部、胸脘内在脏器、颈项、头面、五官和上肢）；

四区为肝、胆；

五区为中焦（包括膈肌以下、肚脐以上、上腹部、腰背及其内在脏器）；

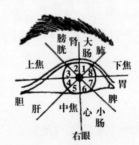
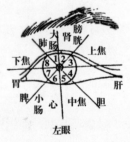

右眼　　左眼

六区为心、小肠；

七区为脾、胃；

八区为下焦（包括肚脐水平以下、小腹、腰骶、髂、臀、盆腔、生殖及泌尿系统和下肢）。

望眼诊病的基本工具和操作方法

望眼诊病的基本用具不多，操作方法也很简单，且不受时间、地点的影响，能很快检测出眼睛的病症。基本工具只需要一个放大镜和一个普通的电筒，必要的时候可以再加上一个普通的眼底镜。检测方法分自我检测和医务人员检测。自我检测方法，检测的时间最好不要选择在强光下进行，而应该在自然光下，用两手把眼睑分开，对着镜子，将眼睛左右转动，这样就可以开始自我检测。医务人员检测一般也是在自然光下进行。如果出现异常的症状，就应该用放大镜进行重点检查。需要注意的是，使用小手电筒的时候不要把光线直接射向患者的眼睛，因为强光对患者的眼睛有很大的损伤。

望眼诊病的基本程序

让患者坐好，眼睑放松，用左手撑开眼睑，右手握住小手电筒从患者的侧面照过去。小手电筒可用于检查虹膜的具体变化及瞳孔的颜色和形状。

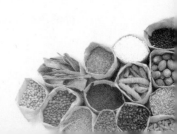

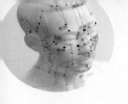

第二节　看眼观内脏

眼睛的异常与疾病先兆

　　健康征兆：健康人的眼睛明亮，炯炯有神，白睛润泽，黑睛清亮，瞳孔展缩正常，可随光线的强弱而扩大或缩小，眼球转动灵活自如。

　　异常征兆：目光呆滞，眼睛混浊，反应迟钝，常表现出过度的兴奋、烦躁。

　　疾病先兆：患精神疾病者多有此征兆。

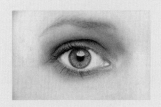 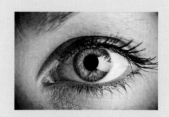

胞睑的异常与疾病先兆

　　胞睑，即眼睑，俗称"眼皮"，在脏属脾。胞睑位于眼眶前方，分上、下两部分，由皮肤、肌肉、睑结膜、睑板组成，边缘生有睫毛，是保护眼睛的屏障。

　　健康征兆：正常人眼睑开合自如，当上、下睑闭合时，上、下睑缘结合紧密；睁眼时，上睑向上提起，下睑稍微下垂；两眼自然睁开向前平视时，上睑遮盖角膜上缘约2毫米，整个瞳孔区完全暴露于外，光线可无阻挡地通过。

异常征兆：胞睑下垂。

疾病先兆：可分为先天性和后天性两大类。先天性的一生下来就有，一般服药无效，只能长大后行眼肌悬吊手术矫正；后天性往往由疾病所致，如重症肌无力、精神抑郁症、某些脑血管疾病、眼周围组织肿瘤压迫及维生素B_1缺乏症等。

两眦的异常与疾病先兆

两眦，即内外两眦角，为五轮中的血轮，中医认为心主血脉，故在脏属心。

健康征兆：正常人内眦角稍大于外眦角，两眦部血脉红活。泪窍通畅，无溢脓及流眼泪等。

异常征兆：两眦流泪。

疾病先兆：迎风流泪，拭之即有，无热感，为肝肾不足，风邪引动泪液而出；冷泪长流，常为气血亏虚；或肝肾两亏，约束无权；或泪道

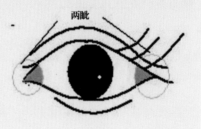

两眦

阻塞，泪液不循常道而出；或两眼流热泪，伴有目赤肿痛，为外感风热毒邪或异物进入眼内所致。

白睛的异常与疾病先兆

健康征兆：健康人的白睛（白眼球，包括球结膜和前部巩膜）洁白而有光彩，没有其他颜色出现。

异常征兆：白睛出现绿点。

疾病先兆：多半是肠梗阻的先兆。

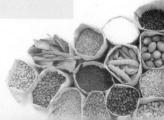

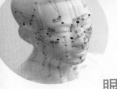

眼球的异常与疾病先兆

▶ 从形态上看

异常征兆：血管根部粗大。

疾病先兆：①如果球结膜血管根部粗大，多属顽固性疾病，病程较长，多有器官损伤，如心脏病、慢性肾病等。②若见相对应区域血管呈怒张状，多属血瘀证或病情较重、较急，如急性肺炎、急性肝炎等。

▶ 从颜色上看

异常征兆：白睛鲜红。

疾病先兆：①多为新病、急病和热病的征兆。②多为邪热入营，灼津为痰，或灼血为瘀的征兆。

瞳神的异常与疾病先兆

瞳神有广义和狭义之分，狭义的瞳神即指瞳孔；广义的瞳神泛指瞳孔及其后的所有内眼组织，如晶状体、玻璃体、视神经、视网膜、脉络膜等。

健康征兆：正常的瞳孔为圆形，两侧等大，直径约2.5毫米，颜色像一池井水，黑且清澈。若由动眼神经的副交感神经支配的瞳孔括约肌收缩，则瞳孔缩小；若由交感神经支配的瞳孔开大肌收缩，则瞳孔散大。瞳孔可以随着光线的强弱而缩小或扩大。

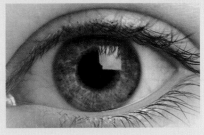

异常征兆：瞳孔两侧大小不等。

疾病先兆：除见于虹膜睫状体炎、眼外伤、青光眼等外，还常见于脑出血、脑血栓、脑肿瘤等。

眼泪的异常与疾病先兆

由于泪腺和副泪腺分泌的眼泪，不但有保护眼球不受病菌或其他有害物质侵害的作用，而且还能保持眼球表面的润滑，维护角膜和结膜的生理功能，所以，眼泪的正常分泌与排泄对维护眼睛的正常生理功能十分重要。

异常征兆：含泪。正常情况下，瞬目动作不断地把泪液均匀地涂布于眼球表面，再经泪小管和泪囊，使泪液流入鼻腔。

疾病先兆：面瘫或重症肌无力患者，常因眨眼障碍而见眼角蓄泪。

异常征兆：流泪。

疾病先兆：情绪激动时眼泪夺眶而出，或咳嗽、哈欠时引起流泪，这是一种正常的生理现象，是由于生理反射而引起。而泪液分泌过多常因眼部和鼻膜受到化学和物理刺激，以及眼内、泪腺炎症而引起。某些全身性疾病如甲亢、脊髓结核等也可使泪液增多。

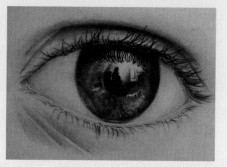

因泪道阻塞而引起的流泪称为"溢泪"。最常见的病因是炎症，多伴有黏液或脓液流出；其次是外伤溢泪，肿瘤引起者较为少见。

视觉的异常与疾病先兆

正常人的视觉都具有最基本的辨色和辨形功能，但由于某些病变的影响，这些功能可能会不同程度地减弱或出现错乱。

视力下降也可能是由脑肿瘤引起。患者早期可为一时性黑蒙，并有短暂的视觉丧失，随病情的加重逐渐变成持续性的视力减退，最后可能完全失明。人体内12对重要的脑神经，其中一半与眼有关，约65%的颅内疾病可出现眼部症状和体征，足见颅与眼之关系极为密切。在颅内肿瘤中以蝶鞍部的垂体瘤最常见，本病早期诊断及早期治疗预后良好。绝大多数垂体瘤患者都可出现眼部征象，认识这些眼部改变可达到早期诊治的目的。

垂体瘤引起的眼部改变有视力减退、眼睑变形、眼外肌麻痹和视野损伤。这些眼部改变是肿瘤压迫视神经的结果，一般发生在双眼，或是一轻一重，也可发生于单眼，眼部改变的程度取决于病程的长短和肿瘤延伸的方向。绝大部分患者表现为原发性视神经萎缩，极少数可表现为视神经乳头水肿。少数患者可出现眼肌麻痹，表现为复视，即视物成双。最具有定位诊断意义的视野检查出现偏盲性缺损。根据北京某著名医院的统计，大约15%的垂体瘤患者可以出现上述种种眼部征象。垂体瘤患者还同时有另一组重要的症状，即内分泌紊乱症状，表现为闭经、泌乳、性欲减退和肢端肥大等。相当一部分患者还出现头痛。倘若把内分泌症状与眼部症状结合起来考虑诊断，则误诊的可能性很小。

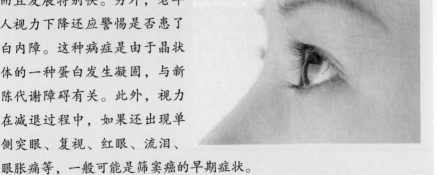

异常征兆：视力减弱。

疾病先兆：有可能是缺乏维生素B_2的征象。若中老年人同时还伴有视物模糊，则多半是糖尿病的信号。因糖尿病可引起眼睛晶状体混浊，而且发展特别快。另外，老年人视力下降还应警惕是否患了白内障。这种病症是由于晶状体的一种蛋白发生凝固，与新陈代谢障碍有关。此外，视力在减退过程中，如果还出现单侧突眼、复视、红眼、流泪、眼胀痛等，一般可能是筛窦癌的早期症状。

眉毛的异常与疾病先兆

健康征兆：正常的眉毛浓淡相宜，乌黑光泽。

异常征兆：眉毛稀淡。

疾病先兆：表明肾气亏虚，体质欠佳。

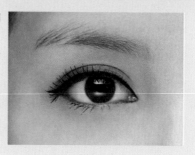

虹膜的异常与疾病先兆

虹膜在眼五轮中属于风轮，瞳神属于水轮。虹膜属黑睛，是人体眼睛中的眼睛。近代以来，德国、法国、美国、西班牙、葡萄牙等西方国家的科学家通过对眼睛的大量研究来诊断疾病。到了20世纪70~80年代，逐步形成了虹膜诊断的理论。并根据虹膜、瞳神与人体的关系，形成了一门新的学科——"虹膜诊断学"。

健康征兆：没有裂缝，没有坑洞，没有先天的遗传弱点，纤维组织也没有扭曲，没有沉积，颜色很均匀，密度为1级。

异常征兆：出现六大异常现象，包括坑洞、斑块、裂缝、线条、颜色和密度变化。

疾病先兆：表明身体方面的器官有功能性改变或下降，身体出现不协调状态。

虹膜是眼的重要组成部分，中医认为"五脏六腑之精气皆上注于目"。从经络循行来看，手足三阴三阳经均直接或间接地与眼睛有联系。目为肝窍，肝主筋，虹膜属足厥阴肝经所主，所以诊察虹膜能够反映脏腑，尤其是能反映肝脏的情况。

眼中虹膜是人体血管最丰富、最敏感的部位之一。虹膜为葡萄膜的最前部，其舒缩作用调节着瞳孔的大小，从而起到控制光线的作用。虹膜由脉络膜血管组成，是微细血管宗聚之处，是微循环的缩影。并且虹膜有丰富的神经纤维与中枢神经相通，因此虹膜能较早地反映器质性的病变，虹膜可称为全身的报警器。

临床上望虹膜诊病时，仅凭肉眼观察是不够的，需借助放大镜、眼科显微镜等设备，其放大倍数以30～50倍者为佳，以观察虹膜的颜色、斑点变化及纤维形状。

对虹膜体形进行划分，可由内向外分成7个同心环，每环都有代表性，称"同心环定位"。按Vega氏法从中心到周边（即自瞳孔到睫状体虹膜外缘）由6个圆圈划分7个环，标志7个虹膜功能带。

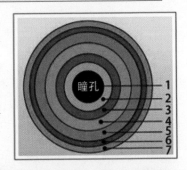

第一环是胃环，体现胃黏膜组织的变化和消化能力。

第二环是肠环，体现小肠和结肠的组织状况和吸收排泄能力，毒素及其走向和肠道排除毒素的状况。

第三环是血液、淋巴环，此环是围绕自主神经环线的内外，体现经由肠道吸收而来的物质通过循环系统进入体液（转化和分配）。大部分的内分泌腺体，如肾上腺、脑下垂体和胰脏等脏器也在这个环内。

第四环和第五环是肌肉、骨骼和脏器环，提示组织的利用情况、骨质结构情况、反映机体的能量和力度、反映营养缺乏的程度。

第六环是表层血淋巴环，显示血液的微循环系统和外周淋巴循环，表层的血、淋巴的供应；淋巴毒素的沉积阻滞身体组织的排毒状态。

第七环是皮肤环，显示皮肤问题和皮肤的排泄、排毒能力；肺和皮肤的滋润程度都从该区域上显示。

第三节　看眼知健康

瞳神散大

瞳神散大是指瞳神较正常开大，甚至展缩失灵，散而不收，黄仁仅剩窄细如线的症状。本病在《兰室秘藏》中称"瞳子散大"，在《证治准绳》中则称为"瞳神散大"，还有称为"瞳仁开大""瞳仁散大""瞳仁散杳"的。

养生建议

瞳神为先天之精气所生，后天之精气所养。精气失于敛聚，则瞳神散大。所以，调治原则应该为聚敛精气。

❶ 对于气阴两虚而引起的瞳神散大，治疗时应益气养阴，药方用滋阴地黄丸。

❷ 对于阴虚火旺而引起的瞳神散大，治疗时应滋阴降火，药方用泻心汤，兼服磁朱丸。

❸ 对于暴怒伤及肝脏而引起的瞳神散大，治疗时应调肝理气，药方用调气汤，兼服磁朱丸。

▶ **症状**

烦躁不安；瞳神散大；耳鸣耳聋；面部发红。

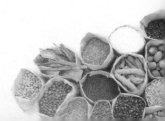

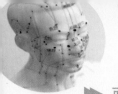

▶ 面诊

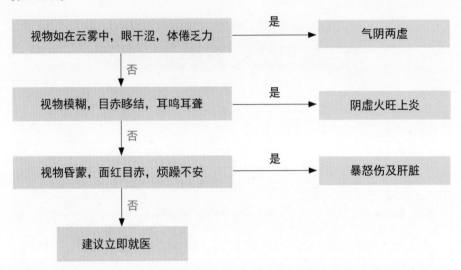

| 视物如在云雾中，眼干涩，体倦乏力 | 是 → | 气阴两虚 |

否 ↓

| 视物模糊，目赤眵结，耳鸣耳聋 | 是 → | 阴虚火旺上炎 |

否 ↓

| 视物昏蒙，面红目赤，烦躁不安 | 是 → | 暴怒伤及肝脏 |

否 ↓

建议立即就医

▶ 治疗方法

　　神门穴是人体精、神、气的进入之处，此穴具有安神、宁心、通络的功效。按摩此穴，对于治疗瞳神散大有很好的疗效，还可治疗心悸、心绞痛、失眠等症。

▶ 穴位定位

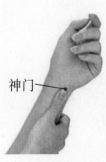

神门

　　正坐，伸手、仰掌，屈肘向上约45°，在无名指与小指掌侧向外方，用另手四指握住手腕，弯曲拇指，指甲尖所到的豌豆骨下、尺骨端凹陷处即是。

| 配伍治病 | 程度 |
| 适度 |
| 健忘失眠、无脉：神门配支正。 | 拇指压法 |
| 癫狂：神门配大椎、丰隆。 | 时间 |
| 1～3分钟 |

养生食谱

　　材料：沙苑子10克，菟丝子10克，黑芝麻12克，枸杞20克，首乌15克，泽兰10克，食盐10克。

　　做法：上述材料浸泡10分钟，滤去渣，代茶饮用。

　　功效：清肝明目，主治视力减退。

眼睛发黄

以眼睛发黄，并伴有尿黄、面黄、身黄为主要症状，一般先从眼睛发黄开始，逐渐遍及全身，称为"发黄"。这一症状在《黄帝内经》中被称为"黄疸"，以后历代医籍中有"黄瘅""谷疸""酒疸""女劳疸""阳黄""阴黄"等名称。

养生建议

❶ 对于湿热而引起的眼睛发黄，应区别治疗：①热重于湿者，清热利湿，佐以通便，药方选栀子大黄汤；②湿重于热者，利湿化浊，佐以清热，药方选茵陈五苓散；③湿热并重者，清利湿热，佐以解毒化浊，药方选茵陈蒿汤。

❷ 对于眼部瘀血引起的眼睛发黄，因为此病比较顽固，不易速愈，所以治疗时以活血行瘀、软坚散结为主，用药时选大黄䗪虫丸等。

❸ 对于脾虚血亏引起的眼睛发黄，治疗时应健脾补气养血，药方选小建中汤、十全大补汤等。

▶ 症状

面色青紫或黧黑；神疲乏力；眼睛发黄；恶心呕吐。

▶ 面诊

眼睛和身体都发黄，且黄色鲜明	是→	体内有湿热
↓否		
身体发黄，色泽晦暗，面色青紫或黧黑	是→	体内有瘀血
↓否		
肌肤发黄无光泽，神疲乏力，心悸失眠	是→	脾虚血亏
↓否		
建议立即就医		

▶ 治疗方法

青灵穴有理气止痛、宽胸宁心的功效，经常拍打、按揉此处穴位，可

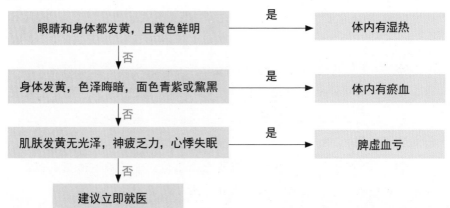

以治疗眼睛发黄，对神经性头痛、心绞痛等也有很好的调理作用。

▶ 穴位定位

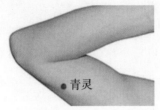

● 青灵

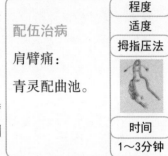

配伍治病	程度
	适度
肩臂痛：	拇指压法
青灵配曲池。	
	时间
	1～3分钟

正坐，抬右臂与肩膀平，肘弯曲，小臂向上，左手五指并拢，将小指放于手臂内侧肘横纹处，则拇指所在的位置即是该穴。

养生食谱

材料：猪肝50克，鸡蛋1个，粳米50克，盐、姜、味精少许。

做法：猪肝切细，与粳米煮粥，熟时打入鸡蛋，加盐、姜、味精调味，稍煮即可。空腹食用，每日或隔日1次。

功效：补肝明目，适用于夜盲症者、视物不清者。

白睛上长小疱

白睛上长小疱是指白睛表面有形如玉粒的小疱样颗粒，隆起一个或多个，周围赤丝环绕，眼部隐涩不爽，畏光流泪。若小疱样颗粒生于风轮边缘，并有赤脉自气轮牵绊者，则称为"白膜侵睛"。

养生建议

❶ 对于风热犯肺而引起的白睛上长小疱，治疗时应疏风清热，药方选九仙散加减或桑白皮汤加减。

❷ 对于心火上乘而引起的白睛上长小疱，治疗时应清心泻火，药方选泻心散。

❸ 对于脾胃湿热而引起的白睛上长小疱，治疗时应清热利湿，药方选茵陈五苓散，适当加入活血化瘀散结之品。

▶ 症状

白睛上生出小疱样颗粒；目赤痒痛，眼睑糜烂；舌红苔腻。

▶ 面诊

| 疱样颗粒在白睛部位此起彼伏，目赤痒痛 | 是 → | 风热犯肺 |

↓ 否

| 白睛部位有小疱样颗粒，目赤涩痛 | 是 → | 心火上乘 |

↓ 否

| 小疱样颗粒部位不固定，眦部或眼睑潮热糜烂 | 是 → | 脾胃湿热 |

↓ 否

| 建议立即就医 |

▶ 治疗方法

　　天井穴有清热凉血、行气散结的功效。按摩此穴，可以治疗睑腺炎、白睛上长小疱，对偏头疼、项疼、肩疼、背疼等也有很好的调理作用。

▶ 穴位定位

　　在肘后区，肘尖直上1寸的凹陷中。

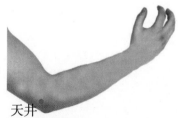

天井

配伍治病	程度
偏头痛：	重
天井配率谷。	中指压法
精神恍惚：	
天井配巨阙和心俞。	时间
	1～3分钟

养生食谱

　　材料：薏米150克，百合120克，南瓜适量，蜂蜜适量。

　　做法：薏米浸泡，南瓜去皮和籽，切块，锅内倒入薏米，加水，大火煮后转到中小火煮，直到薏米开花，加入南瓜、百合，大火煮开，盛入碗中加入适量蜂蜜即可。

　　功效：清热祛湿，适用于心火旺盛、脾胃湿热的人群。

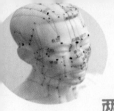

两眼无神

两眼无神是指两眼神光不足。轻者自觉视物无力，眼皮酸困；重者形羸色败、昏不知人。《审视瑶函·目为至宝论》中说："神光者，谓目中自然能视之精华也。夫神光原于命门，通于胆，发于心，皆火之用事。"《银海精微》中说："肝肾之气充则精彩光明，肝肾之气乏则昏蒙眩晕。"说明了神光与全身脏腑精气的关系。

养生建议

① 对于阴血虚亏而出现的两眼无神，治疗时应滋阴养血，药方应选三仁五子丸。

② 对于精气衰败而出现的两眼无神，治疗时应回阳救逆，药方应选四逆加人参汤。

▶ 症状

容易疲劳；两眼光彩不足；视物不清，两眼内陷。

▶ 面诊

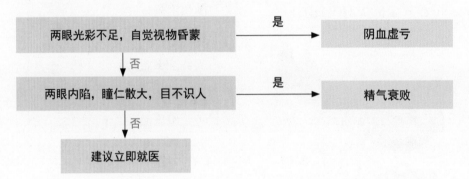

两眼光彩不足，自觉视物昏蒙 ——是→ 阴血虚亏

↓否

两眼内陷，瞳仁散大，目不识人 ——是→ 精气衰败

↓否

建议立即就医

▶ 治疗方法

养老穴有清头明目、舒筋活络的功效，经常按摩此穴，可以治疗两眼无神、目视不清。还可以治疗身体酸痛，对脑血管疾病也有一定的疗效。

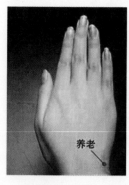

在尺骨小头的桡侧，与尺骨小头最高点平齐骨缝中。

养老

配伍治病

目视不明：

养老配太冲、足三里。

程度
适度
二指压法

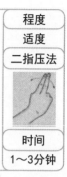

时间
1～3分钟

养生食谱

材料：决明子15克，菊花10克，枸杞10克，粳米100克，冰糖适量。

做法：上述材料煮粥，每日1次。

功效：清肝滋阴，疏风清热，明目解毒，润肠通便。

眼睛不停眨动

眼睛不停眨动是指眼睑开合失常，时时眨动、不能自主的症状。多与肝脾两脏有关，但有虚实的不同。这一症状常发生在小孩身上。

养生建议

肝虚血少而出现眼睛不断眨动为血虚不能荣养筋肉、濡润目窍的虚证。肝气乘脾而出现眼睛不断眨动，乃是因肝强脾弱；疳积伤脾而出现眼睛不断眨动，乃脾虚所致，均属因虚致实而患。诊断时必须加以区别。

① 对于肝经风热而引起的眼睛不断眨动，治疗时应疏风清热，平肝定搐，药方用泻青丸或柴胡清肝饮。如阴液已伤，应配合服用六味地黄丸。

② 对于肝气乘脾而引起的眼睛不断眨动，治疗时应平肝健脾，药方用五味异功散，加柴胡、白芍、生姜。如肝风较甚，去人参，加赤芍、蝎尾、钩藤。

③ 对于肝虚血少而引起的眼睛不断眨动，治疗时应补肝养血，药方用养肝丸加减。也可选用新鲜猪肝、羊肝煮食。

▶ 症状

眼睛不断眨动，眼睛涩痒；体倦乏力；面色发青。

▶ 面诊

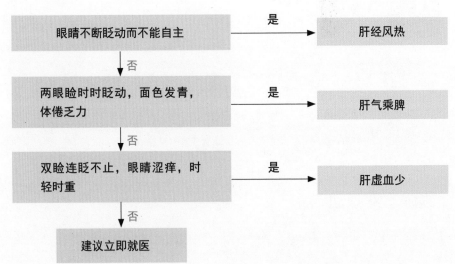

眼睛不断眨动而不能自主 ──是──→ 肝经风热

↓否

两眼睑时时眨动，面色发青，体倦乏力 ──是──→ 肝气乘脾

↓否

双睑连眨不止，眼睛涩痒，时轻时重 ──是──→ 肝虚血少

↓否

建议立即就医

▶ 治疗方法

瞳子髎穴几乎可以治疗所有眼部疾病，如目赤肿痛、结膜炎、青光眼等。而眼睛不断眨动就是肝虚血少所致，俗称"结膜炎"。此穴还可治疗头痛、三叉神经痛等。

▶ 穴位定位

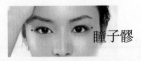

瞳子髎

位于面部，目外眦外侧0.5寸凹陷中。

配伍治病	程度
目生内障：	重
瞳子髎配合谷、头临泣和睛明。	拇指压法
妇人乳肿：	时间
瞳子髎配少泽。	1～3分钟

上眼皮下垂

上眼皮下垂是指眼皮下垂，难以抬举，影响眼睛看东西，轻者半掩瞳仁，重者黑睛全遮，垂闭难张。上眼皮下垂，一般分为先天与后天两种，先天性上眼皮下垂多双眼同病，由遗传或先天发育不全引起；后天性上眼皮下垂，多单眼发病，得之于病后创伤或其他原因。

养生建议

❶ 对于中气下陷而引起的上眼皮下垂，治疗时应补中益气，药方选补中益气汤。

❷ 对于风邪侵入络脉而引起的上眼皮下垂，治疗时应养血祛风，药方选除风益损汤。

❸ 对于气血瘀滞而引起的上眼皮下垂，治疗时应行气活血，药方选祛瘀四物汤。

▶ **症状**

体倦乏力；眼皮下垂；眼部或头额部有外伤史；舌头发红。

▶ **面诊**

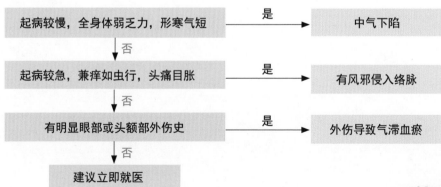

起病较慢，全身体弱乏力，形寒气短	是 →	中气下陷
↓ 否		
起病较急，兼痒如虫行，头痛目胀	是 →	有风邪侵入络脉
↓ 否		
有明显眼部或头额部外伤史	是 →	外伤导致气滞血瘀
↓ 否		
建议立即就医		

第二章　眼部诊病

▶ **治疗方法**

阳白穴几乎能治疗所有的眼部疾病，具有明目祛风的作用。经常按摩此穴，可有效治疗眼皮下垂。此穴还可治疗头痛、视物模糊、面神经麻痹、眼睑瘙痒等症。

▶ **穴位定位**

阳白

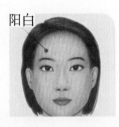

位于瞳孔直上，眉上1寸。

配伍治病

目赤肿痛、视物昏花、上睑下垂：
阳白配太阳、睛明和鱼腰。

程度
轻
拇指压法

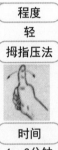

时间
1～3分钟

养生食谱

材料：薏米30克，莲子15克，干枣10克，小米100克，山药30克，白糖30克。

做法：薏米、莲子、干枣、小米、山药共同煮粥，粥熟后，加白糖少许。空腹食用，每日2次。

功效：健脾益气。适用于脾虚、食少纳呆、腹胀便溏、肢体无力等症。

眼内障

眼内障是指瞳神内黄睛混浊，逐渐发展成翳障，影响视力，甚至失明的症状。因其从内而蔽，所以叫作"内障"。《目经大成》中说："此症盖目无病失明，金井之中，有翳障于神水之上，曰内障。"多见于老年人，也有因胎患或外伤震击所导致的。

养生建议

① 对于脾虚而引起的眼内障，治疗时应健脾补中、益气升阳，药方用补中益气汤、益气聪明汤，或冲和养胃汤。

② 对于体内阴气亏损而引起的眼内障，治疗时应养肝益肾、滋阴明目，药方用杞菊地黄丸。

③ 对于体内火盛而引起的眼内障，治疗时应清肝泻心、养阴泄热，药方用滋阴地黄丸。

④ 对于受外伤而引起的眼内障，治疗时应活血行瘀，药方用经效散。

▶ **症状**

身体倦怠；视物模糊，瞳神色淡或浑浊；面色㿠白；舌质红或淡红。

▶ **面诊**

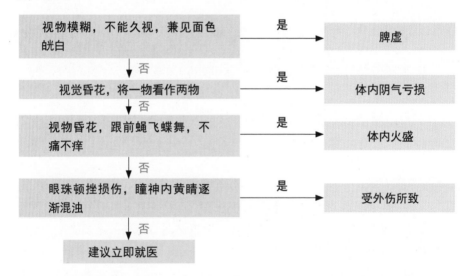

视物模糊，不能久视，兼见面色㿠白 —— 是 → 脾虚

↓ 否

视觉昏花，将一物看作两物 —— 是 → 体内阴气亏损

↓ 否

视物昏花，跟前蝇飞蝶舞，不痛不痒 —— 是 → 体内火盛

↓ 否

眼珠顿挫损伤，瞳神内黄睛逐渐混浊 —— 是 → 受外伤所致

↓ 否

建议立即就医

▶ **治疗方法**

经常按摩四白穴对治疗眼内障有很好的疗效，还可用来治疗眼睛赤痛、口眼歪斜、面部肌肉痉挛等。

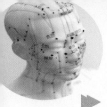

▶ 穴位定位

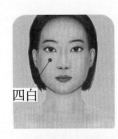

四白

双眼平视时，瞳孔正中央下约2厘米处。

配伍治病

口眼歪斜：

四白配阳白、地仓、颊车、合谷。

| 程度 |
| 适度 |
| 二指压法 |

| 时间 |
| 1～3分钟 |

养生食谱

材料：鸭蛋1个，银耳10克，冰糖20克。

做法：银耳水发，洗净，加清水，用文火煮至烂熟，打入鸭蛋，加入冰糖，再用旺火煮至鸭蛋熟透即成。

功效：滋阴降火、润肺美肤。

禁忌：鸭蛋性偏凉，故脾阳不足、寒湿下痢者不宜服。

眼睛流泪

眼睛流泪是指泪液无制，溢出眼外。《素问·解精微论》有"风见则泣下"的记述。《神农本草经》称为"泪出""泣下"。《证治准绳·七窍门》将其归纳为"迎风冷泪""迎风热泪""无时冷泪""无时热泪"四类。

养生建议

① 对于肝经虚寒而出现的眼睛流泪，治疗时应养血祛寒，药方用养血驱寒饮；若兼有肝虚气弱的症候，则用河间当归汤；冷泪日久，目视不明者，可服用枸杞酒调治。

② 对于肝肾两亏而出现的眼睛流泪，治疗时应温养肝肾，补益精血，药方用菊睛丸、肝肾双补丸，配合麝香散。

③ 对于体内阴虚火旺而引起的眼睛流泪，治疗时应滋补肝肾，从阴引阳，药方用椒苓丸；如虚中挟实，兼挟肝胆之火者，用加味当归饮。

▶ 症状

耳鸣耳聋；面色没有光泽，形体消瘦；眼睛流泪，眼目昏眩；面部发红。

▶ 面诊

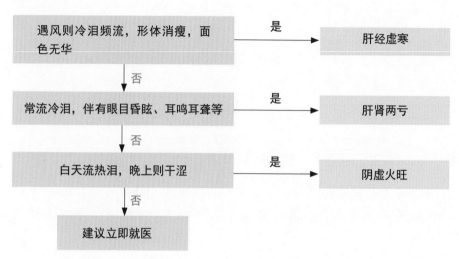

| 遇风则冷泪频流，形体消瘦，面色无华 | 是 → | 肝经虚寒 |

否 ↓

| 常流冷泪，伴有眼目昏眩、耳鸣耳聋等 | 是 → | 肝肾两亏 |

否 ↓

| 白天流热泪，晚上则干涩 | 是 → | 阴虚火旺 |

否 ↓

建议立即就医

▶ 治疗方法

按摩承泣穴，对于经常眼泪失控的人有很好的调理作用，还可以治疗许多眼科疾病，如近视、夜盲、青光眼、结膜炎等。

▶ 穴位定位

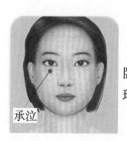

承泣

正坐、仰靠或仰卧，眼睛直视前方，眼球与眶下缘之间。

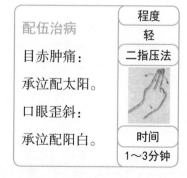

配伍治病

目赤肿痛：
承泣配太阳。

口眼歪斜：
承泣配阳白。

| 程度 |
| 轻 |
| 二指压法 |
| 时间 |
| 1～3分钟 |

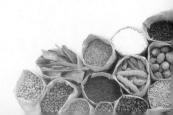

第二章　眼部诊病

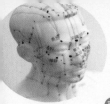

养生食谱

材料：红茶叶5克，蜂蜜、红糖适量。

做法：红茶叶放保温杯内，以沸水冲泡，加盖焖片刻；调适量蜂蜜、红糖。

功效：每日饭前各饮1次，能温中养胃。此茶适用于春天肝气偏旺、脾胃功能不佳者。

眼睛发红

眼睛发红是指双眼（或一眼）白睛红赤。在《黄帝内经》和《伤寒论》中均称"目赤"。其后历代医家，根据目赤的病因、病症等不同特点分别又有"暴风客热""天行赤眼""赤痛如邪""大小眦红"等名称。

养生建议

① 对于外感风热而引起眼睛发红的，治疗时应疏风清热，药方选荆防败毒汤或羌活胜湿汤。

② 对于天行时邪而引起眼睛发红的，治疗时应疏风泄热解毒，药方选驱风散热饮子。

③ 对于邪热潜伏在络脉中而引起眼睛发红的，治疗时应清热散瘀，药方选退热散。

④ 对于酒毒蕴蓄在体内而引起眼睛发黄的，治疗时应清热利湿，药方选茵陈五苓散。

▶ 症状

恶寒发热；眼睛发红；头痛鼻塞；舌苔黄腻。

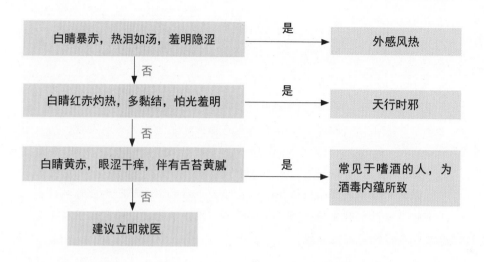

白睛暴赤，热泪如汤，羞明隐涩	是 →	外感风热
↓ 否		
白睛红赤灼热，多黏结，怕光羞明	是 →	天行时邪
↓ 否		
白睛黄赤，眼涩干痒，伴有舌苔黄腻	是 →	常见于嗜酒的人，为酒毒内蕴所致
↓ 否		
建议立即就医		

▶ 治疗方法

解溪穴有通络祛火、消炎止痛的效果，按摩此穴，可以治疗眼睛发红、心情烦躁，对头痛、眩晕、眼病等也有很好的调理作用。

▶ 穴位定位

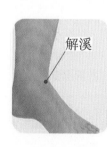

解溪

正坐，一腿屈膝，脚放平，用同侧的手掌抚膝盖处，拇指在上、四指指腹循胫骨直下至足腕处，在系鞋带处、两筋之间的凹陷即是该穴。

配伍治病	程度
踝部痛：	重
解溪配昆仑、太溪。	中指压法
腹胀：	时间
解溪配商丘、血海。	1～3分钟

养生食谱

材料：猪肝60克，菠菜130克，食盐、香油各少许。

做法：水1升，上述材料煎煮约20分钟，滤渣留汤。

功效：补肝养血，明目润燥，常食可改善视力，可改善小儿夜盲症、贫血症。

眼睑肿胀

眼睑肿胀是指上胞下睑肿胀不适。本病在《灵枢·水胀》中名为"目窠上微肿"，在《素问·评热病论》中被称为"目下肿"。《金匮要略·水气病脉证并治》中称为"目窠上微拥"。《诸病源候论》中称为"目风肿候"。《证治准绳》中则称"肿胀如杯""脾虚如毽"，前者为外障实邪，后者乃气虚所致，后世医家多从其说。

养生建议

眼睑肿胀相当于西医所指的眼睑非炎性水肿，如眼睑血管性水肿、肾小球肾炎性水肿及营养不良性水肿等。中医认为，眼睑肿胀往往是全身疾病在眼睑局部的表现。

① 对于肺脾积热而引起的眼睑肿胀，治疗时应清火散风解毒，药方选散热消毒饮子。

② 对于脾虚湿滞而出现的眼睑肿胀，治疗时应补中益气，健脾渗湿，药方选神效黄芪汤或助阳活血汤。

▶ 症状

眼睛赤痛，眼睑肿胀；怕光羞明，热泪不断流出。

▶ 面诊

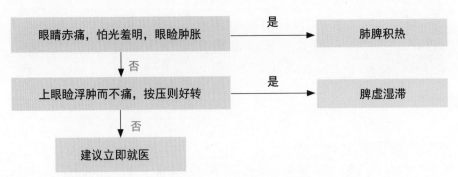

```
眼睛赤痛，怕光羞明，眼睑肿胀 ──是──→ 肺脾积热
        │
        否
        ↓
上眼睑浮肿而不痛，按压则好转 ──是──→ 脾虚湿滞
        │
        否
        ↓
    建议立即就医
```

▶ 治疗方法

攒竹穴有活血通络、明目止痛的功效。按摩此穴，可以治疗眼睛红肿，对急慢性结膜炎、视物不清、泪液过多都有缓解作用。

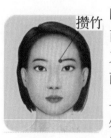

攒竹

正坐轻闭双眼，两手肘撑在桌面，双手手指交叉，指尖向上，将两拇指指腹由下往上置于眉棱骨凹陷处，则拇指指腹所在的位置即是该穴。

配伍治病

口眼歪斜、眼睑下垂：攒竹配阳白。

程度
适度
拇指压法

时间
1～3分钟

养生食谱

材料：覆盆子15克，女贞子15克，枸杞15克，桂圆肉15克，猪瘦肉15克，蜜枣2粒。

做法：上述材料加上12碗水，大火煮上10分钟，再转小火煮2小时，让材料完全释放出味道，即可饮用。

功效：具有改善黑眼圈、眼袋浮肿、双目无神的功效。

针眼

眼生偷针，俗称"针眼""眼疮"，是指在眼睑边缘生小疖。因其眼睑肉皮属脾胃，而脾胃属土，故有"土疳""土疡"之称。本病在《黄帝内经》中被称为"目眦疡"。隋代巢元方在《诸病源候论》中称为"针眼"，指出本病是因"热气客在眦间，热搏于津液"所成。

养生建议

❶ 对于外感风热而出现的针眼，治疗时应疏风清热，药方选银翘散。

❷ 对于热毒炽盛而出现的针眼，治疗时应祛风清热、泻火解毒，药方选通脾泻胃汤。

❸ 对于脾虚气弱而出现的针眼，治疗时应健脾和胃、扶正祛邪，药方选资生丸。

第二章 眼部诊病

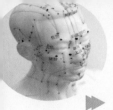

▶ **症状**

眼睑局部有硬结；眼睛下部肿胀；眼睑红肿、发热疼痛。

▶ **面诊**

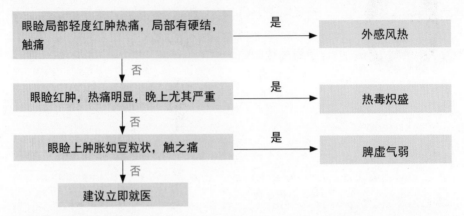

眼睑局部轻度红肿热痛，局部有硬结，触痛	是 →	外感风热
否 ↓		
眼睑红肿，热痛明显，晚上尤其严重	是 →	热毒炽盛
否 ↓		
眼睑上肿胀如豆粒状，触之痛	是 →	脾虚气弱
否 ↓		
建议立即就医		

▶ **治疗方法**

角孙穴具有降浊明目的功效。按摩此穴，对治疗和预防针眼的发生有很好的效果。长期按摩此穴，还可治疗白内障、齿龈肿痛、口腔炎等。

▶ **穴位定位**

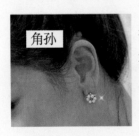

角孙

正坐，用拇指指腹由后向前将耳翼折屈，并顺势向上滑向耳翼尖所着之处，拇指所在位置的穴位即是。

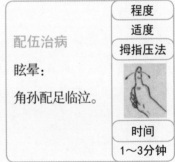

| 程度 |
| 适度 |
| 拇指压法 |

配伍治病

眩晕：
角孙配足临泣。

| 时间 |
| 1～3分钟 |

养生食谱

材料：红萝卜，苹果，芹菜汁，食盐或柠檬汁。

做法：红萝卜去叶，切成可放入榨汁机的大小，苹果也做同样处理。芹菜去须根，整理成束，折弯曲。在榨汁机容器内先放入冰块，然后将红萝卜和芹菜放入榨汁机榨汁，接着再放入苹果一起榨汁。调味上以咸味为宜，也可加入少许柠檬汁。

功效：保护眼睛，帮助消化，治疗便秘。

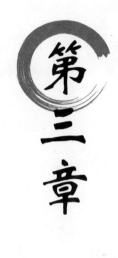

第三章 耳部诊病

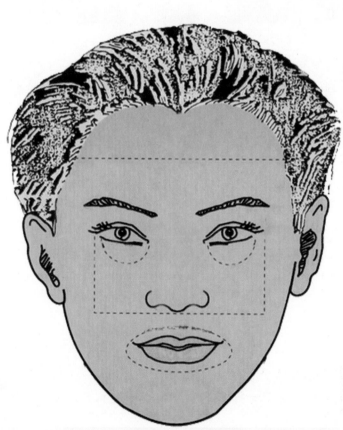

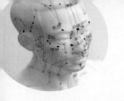

第一节　耳朵各部位与脏腑的关系

耳虽为人体的一小部分，但却是人体各脏腑组织器官的缩影，人体各脏器、各部位在耳部皆有集中反映点，脏腑组织有病必然反映于耳，所以耳具有预报全身脏器生理、病理的作用，通过观察耳朵可较早测知内脏疾患。

耳与心脏的关系

《素问·金匮真言论》说："南方赤色，入通于心，开窍于耳。"心本开窍于舌，而舌并非为窍，故有"心寄窍于耳"之说。所谓"肾为耳窍之主，心为耳窍之客"（《证治准绳》），就是这个意思。

心寄窍于耳的机理分析有以下几种不同说法。有认为心属火而肾属水，心火肾水互济互调，则清净之气方能上达清窍而使听觉聪慧。若心肾失调，水火不济，则易致听力失聪。临床可见因心火暴盛而致突发性耳聋的实例。有认为心通过其主血脉的功能与耳保持密切关系。心气旺盛，心脉和利，才能血流不息，营养周身，耳窍得养。且心经之别络入耳，加强了心与耳的密切关系。《灵枢·邪气脏腑病形》说："其别气走于耳而为听。别气者，心主之气也。"说明心气在维护正常听觉中起着重要作用。有认为心通过其主神明功能与耳加强联系。心主藏神，而听觉在我国医学中亦称为"听神"。故心神精明，助于听神，则听觉聪慧，能闻声辨音。

在病理方面，心气不平、心血不足、心火暴盛等均可导致耳疾。《古今医统大全》说："心虚血耗，必致耳鸣耳聋。"由于精神紧张导致心火亢盛而出现耳胀耳鸣耳聋的病症，于临床时可见到。近有文献报道，以"心寄窍于耳"的理论为指导，用养心安神、通阳开窍方药可有效地治疗心源性耳聋。

耳与肾脏的关系

《黄帝内经》中论述了耳与肾的关系甚为密切，以耳配属于肾，并首倡耳为肾的外窍。如《灵枢·五阅五使》有"耳者，肾之官也"，《素问·阴阳应象大论》曰："北方生寒，寒生水，水生咸，咸生肾，肾生骨髓，髓生肝，肾主耳。"此外，耳的生理功能正常与否也依赖于肾气正常的调和施布，肾和耳才能很好地实施其功能——听声辨音，正如《灵枢·脉度》所云："肾气通于耳，肾和则耳能闻五音矣。"同时还以耳位高低、厚薄之分，来推演体内肾位的高低和偏正关系，如《灵枢·本脏》："高耳者肾高，耳后陷者肾下。耳坚者肾坚，耳薄不坚者肾脆。耳好前居牙车者肾端正，耳偏高者肾偏倾也。"并据此论述相应疾病的发生与否，而有"凡此诸变者，持则安，减则病也"。

耳与经络的关系

人们常用"耳聪目明"来形容一个人身体好，因为耳与全身经脉有诸多联系。所谓"耳者，宗脉之所聚也"。十二经脉中，以足少阳胆经与耳的关系最为密切。其经起于目内眦，"上抵头角，下耳后""其支者，从耳后入耳中，出走耳前"（《灵枢·经脉》）。此外，手少阳三焦经和手太阳小肠经之分支也直接入耳中。与耳有一定联系的经脉尚有手阳明大肠之别络入耳中，足阳明胃经抵耳前，足太阳膀胱经至耳上角。耳通过经络与脏腑及全身发生较为广泛的联系，正是耳针可诊治多种疾病的依据所在。

耳郭的前外侧面分为哪些部位

耳郭分前外侧面和后内侧面。前外侧面可分为19个部位：

① 耳轮，为耳郭周缘向前卷曲部分。

② 耳轮脚，为耳轮在外耳道口上缘伸入耳甲内的横行堤状隆起。

③ 耳轮结节，耳轮外上方稍肥厚的结节状突起，又称"达尔文结节"。

④ 耳轮尾，耳轮下端与耳垂相接的无软骨部分。

⑤ 耳轮脚棘，在耳轮与耳轮脚交界处。

⑥ 对耳轮，耳轮前方与其相对的平行弓状隆起。由对耳轮体部、对耳轮上脚和对耳轮下脚组成。

⑦ 对耳轮上脚，对耳轮上端分叉之上支。

⑧ 对耳轮下脚，对耳轮上端分叉之下支。

⑨ 三角窝，对耳轮上、下脚之间构成的三角形浅窝。

⑩ 耳舟，耳轮与对耳轮之间构成的凹沟。又称"舟状窝"。

⑪ 耳屏，又称"耳珠"，为耳郭外面前缘，外耳道口前方的瓣状隆起。

⑫ 对耳屏，耳垂上部与耳屏相对，对耳轮下部弯向前方的隆起。

⑬ 屏间切迹，耳屏与对耳屏之间的槽状切迹。

⑭ 屏上切迹，耳屏上缘与耳轮脚之间的凹陷，或叫"前切迹"。

⑮ 耳甲，为由耳屏、对耳轮下脚、对耳轮、对耳屏、屏间切迹等所围成的凹陷。耳甲被耳轮脚分为上、下两部分，上部为耳甲艇，下部为耳甲腔。

⑯ 耳甲艇，又称"耳甲窝"，为耳轮脚以上的耳甲部分。

⑰ 耳甲腔，为耳轮脚以下的耳甲部分。其底部有被耳屏遮盖的外耳道口。

⑱ 轮屏切迹，对耳轮与对耳屏之间的凹陷。

⑲ 耳垂，指耳郭最下端，无软骨的皮垂。

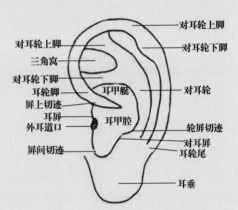

耳郭的后内侧面分为哪些部位

耳郭的后内侧面可分为15个部位：

① 耳舟后隆起，耳舟背面的隆起部分。

② 对耳轮后沟，与对耳轮相对应的背面凹沟处。

③ 耳垂背面，耳垂的背面部分。

④ 耳轮尾背面，耳舟后隆起与耳垂背面之间的平坦部分。

⑤ 三角窝后隆起，三角窝的背面隆起处，位于对耳轮后沟与耳后上沟之间。

⑥ 耳甲艇后隆起，耳甲艇的背面隆起处。

⑦ 耳后上沟对耳轮下脚之背面，三角窝后隆起与耳甲艇后隆起之间的凹沟。

⑧ 耳甲腔后隆起，耳甲腔背面的隆起处。

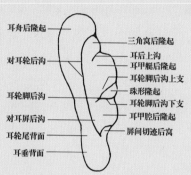

⑨ 耳轮脚后沟，耳甲腔后隆起与耳甲艇后隆起之间的凹沟，于耳轮脚的背面。

⑩ 耳轮脚后沟上支，耳轮脚后沟分叉的上支。

⑪ 耳轮脚后沟下支，耳轮脚后沟分叉的下支。

⑫ 珠形隆起，耳轮脚后沟上、下支之间的小隆起。

⑬ 屏间切迹后窝，耳垂背面上方、耳甲腔后隆起下方的凹窝，与屏间切迹相对的背面。

⑭ 对耳屏后沟，对耳轮后沟与屏间切迹后窝之间的凹沟，位于对耳屏背面。

⑮ 耳轮背面即耳轮的外侧面，因耳轮向前卷曲，故此面多向前方。

人体内脏在耳郭的对应分布规律

耳郭，被医学专家称为"缩小了的人体身形"。耳朵的各部位与人体内脏器官存在着生理性的内在联系。就耳的定位诊断来说，我们观察不难发现，人体各部位在耳朵上的分布，就像一个倒置的胎儿。

耳垂相当于面部，当因"上火"而致牙齿、牙龈肿痛时，或脸上长小疙瘩时，可以用拇指和食指揉捏耳垂，或者在耳垂上点刺放血，有很好的治疗效果。经常按捏耳垂，还有美容养颜的作用。

正对耳孔开口处凹陷，叫"耳甲腔"，这个地方相当于胸腔内脏器官。经常刺激这个部位，对血液和循环系统有保健作用。将食指放到耳孔处，拇指放到耳的背面对捏即可。

耳甲腔的上方凹陷叫"耳甲艇"，相当于人的腹腔，按摩此处有助于消化，并有强肾健脾之功。

耳屏和屏间切迹分别相当于鼻咽部、内分泌系统。盆腔则分布在三角窝部位。

耳郭的外周耳轮相当于躯干四肢，颈肩腰腿痛等躯体疼痛患者宜多按压耳轮。

如何诊断耳郭的三角窝部位

三角窝部位是对耳轮上、下脚之间构成的三角形浅窝，主要有子宫、盆腔、卵巢三穴。

子宫穴是诊断妇科疾病和性功能障碍的主要参考穴。

妇科炎症是常见的妇科疾病，有阴道炎、盆腔炎、宫颈炎、附件炎等，主要表现为白带异常、下腹坠胀、性交痛等。

可依据盆腔穴诊断盆腔炎、附件炎。女性上生殖道的一组感染性疾病称为"盆腔炎"。炎症可局限于一个部位，也可几个部位同时发病。按其发病过程、临床表现可分为急性与慢性两种。而附件炎是致病微生物侵入生殖器官后引起输卵管、卵巢感染的常见疾病，急性附件炎症状明显，如发热、寒战、下腹剧痛等；慢性附件炎有不同程度的腹痛，或小腹坠胀和牵扯感，时轻时重，伴有白带增多、腰疼、月经失调等症状。

卵巢穴是诊断卵巢疾病的参考穴。卵巢是女性身体中较小的器官，是肿瘤的好发部位，而且卵巢疾病可以有各种不同的性质和形态。

耳甲艇部位与腹腔的关系

耳甲艇位于耳轮脚以上的耳甲部，耳甲艇相当于腹腔，可以诊断腹腔内的各种疾病。

① 肾脏穴。可依据本穴诊断肾脏疾病、性功能障碍、神经衰弱、骨骼疾患。

② 膀胱穴。可依据本穴诊断泌尿系感染类的疾患。

③ 输尿管穴。可依据本穴诊断泌尿系感染类的疾患。

④ 前列腺穴。可依据本穴诊断前列腺疾患及性功能障碍。

⑤ 胰胆穴。可依据本穴诊断胆、胰腺疾患，如果右耳出现阳性反应时，胆病的可能性大，左耳出现阳性反应时，胰腺疾病的可能性大。

⑥ 肝脏穴。可依据本穴诊断肝胆、神经系统、心血管系统、运动系统疾病。

由于耳甲艇相当于人的腹部，所以经常在此按摩，可达到补肾益精、养血强筋的效果。

根据耳轮脚周围部分诊断消化系统疾病

耳轮脚周围部分主要分为8个穴，可以作为中医诊断消化系统疾病的依据。

① 口穴位于耳轮脚下缘，外耳道口外上方。本穴是诊断口腔疾患的参考穴。

② 胃穴位于耳轮脚消失处。若耳轮脚延伸至对耳轮时，则取外耳道口上方之耳轮脚部位至对耳轮内缘所作连线的外2／3处。本穴是诊断胃、脾疾病的参考穴。

③ 食管穴位于耳轮脚下缘，口与胃之间内1／3处。本穴是诊断消化系统疾病的参考穴。

④ 贲门穴位于耳轮脚下缘，口与胃之间中外1／3交界处。本穴是诊断贲门疾病的参考穴。

⑤ 大肠穴位于耳轮脚上缘内1／3处，与口相对。本穴是诊断大肠疾病和肺部疾患的参考穴。若大肠穴阳性，阑尾穴呈阳性则考虑阑尾炎；若大肠穴与荨麻疹区同时出现阳性，应想到过敏性肠炎。

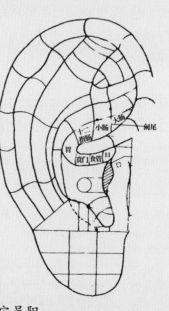

⑥ 小肠穴位于耳轮脚上缘中1/3处，与食管相对。本穴是诊断小肠与心脏疾病的参考穴。若心、小肠出现阳性反应可能是风湿性心脏病。

⑦ 十二指肠穴位于耳轮脚下缘外1/3处，与贲门穴相对。本穴是诊断消化性溃疡的参考穴。

⑧ 阑尾穴在大、小肠之间。本穴是诊断阑尾炎的主要穴位。

耳甲腔与胸腔的关系

耳甲腔相当于胸腔内脏器官，分布有心脏、肺、支气管、气管、脾脏等多个穴位。

① 心脏穴位于耳甲腔中心最凹陷处，约平外耳道口中央。本穴是诊断心脏疾病的参考穴。

② 肺穴在心的上、下周围。本穴是诊断肺部疾患、皮肤病的参考穴。

③ 支气管穴在肺区偏内侧1/3处，上、下各一点。本穴是诊断支气管炎的参考穴。

④ 气管穴在外耳道口外缘与心之间，与心平行。本穴是诊断感冒、支气管炎的参考穴。

⑤ 脾脏穴位于耳甲腔的外上方，胃的外下方。本穴是诊断消化系统疾患的参考穴。可用于治疗腹胀、腹泻、便秘、食欲减退、功能性子宫出血等症。

根据耳屏部位诊断出疾病

耳屏位于耳郭前面，呈瓣状隆起，耳屏俗称"耳珠"，是人体咽喉部的信息区，分布有外耳、外鼻、屏尖、肾上腺、咽喉、内鼻6个穴位。

① 外耳、外鼻、屏尖、肾上腺4穴在耳屏外侧，咽喉、内鼻2穴在耳鼻内侧。外鼻穴的位置在耳屏外侧正中稍前。

② 外鼻穴对应鼻外部，可依据本穴诊断鼻部的疾患，可以治疗鼻前庭炎、鼻炎。治疗鼻炎可以与"内鼻穴"联合用。"内鼻穴"在耳屏内侧面下1/2处。

③ 内鼻穴对应鼻内侧，也是诊断鼻部疾患的依据，可用来治疗鼻炎、鼻窦炎、鼻衄。

④ 肾上腺穴对应人体肾上腺，对低血压、风湿性关节炎、腮腺炎、间日疟、链霉素中毒性眩晕都有治疗作用。

⑤ 咽喉穴在耳屏内侧面的上1／2处。咽喉穴对应人体咽喉。可以用来治疗声音嘶哑、咽喉炎、扁桃体炎。

耳垂部位能诊断出颜面部位的疾病

耳垂部位分布有扁桃体、内耳、眼、舌、面颊区等穴位，可作为诊断颜面部位疾病的依据。

① 扁桃体穴在耳垂8区中央。本穴是诊断咽喉疾病的参考穴。

② 内耳穴在耳垂6区中央。本穴是诊断梅尼埃病及内耳疾病的参考穴。

③ 眼穴在耳垂之中央，即5区中心。本穴是诊断眼疾的参考穴。

④ 舌穴在上腭与下腭穴中点稍上处。为诊断舌疾的参考穴。

⑤ 面颊区在耳垂前面5、6区交界线周围，眼与内耳之间。本区是诊断面部疾病的参考穴。

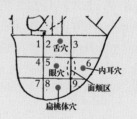

耳轮部位与内脏有着疾病征兆关系

耳轮位于耳郭外缘向前卷曲部分，与内脏的疾病关系主要表现在：

① 肿瘤特异区。位于耳轮边缘的中上段。本区是诊断癌的主要参考穴，若与肾上腺、皮质下、内分泌穴同时出现强阳性反应时，再查有关脏器穴位，有利于病变的定位诊断。

② 外生殖器穴位于对耳轮下脚交感穴同水平的耳轮上。本穴是诊断外生殖器疾病的主要参考穴。

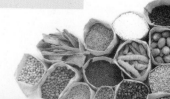

第三章　耳部诊病

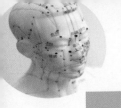

③ 尿道穴在外生殖器穴下方，与膀胱同水平的耳轮部。本穴是诊断尿道疾患的参考穴。

④ 直肠下段穴位于屏上切迹上方，与肠穴同一水平的耳轮处。在诊断时本穴若与大肠、小肠穴同时出现阳性反应，可能患痢疾、肠炎。

⑤ 睾丸穴在外生殖器与尿道之间稍偏外侧。本穴是诊断睾丸疾病的参考穴，可依此诊断睾丸疾病。

⑥ 肛门穴在直肠下段与尿道之间。本穴是诊断肛门部疾患的参考穴，可用于治疗痔疮及肛裂。

耳舟与人的上肢的征兆关系

耳舟是人体上肢的信息区，分布有锁骨、指、肩、肘、腕、风溪6个穴位。上肢的5个部位穴都与人体同名部位相对应，可辅助治疗相应部位的疾病。

① 锁骨穴在耳舟下端与轮屏切迹同水平位置。本穴是诊断肩背疼痛的参考穴。

② 指穴在耳轮下缘之耳舟顶部。约平耳轮结节上缘。本穴是诊断指部疾患的参考穴。

③ 肩穴将锁骨与肘两穴之间的耳舟分为四等分，肩关节穴在锁骨上方第一个等分区域内。本穴是诊断肩关节疾病的参考穴。

④ 肘穴在锁骨上方第三个等分区域内，约平对耳轮下脚下缘。本穴在诊断时若与内分泌、甲状腺等穴同时出现阳性反应，多为甲状腺功能亢进。

⑤ 腕穴在锁骨上方第四个区域内，约平耳轮结节中部。本穴是诊断腕部疾患、过敏性疾患的参考穴。

⑥ 风溪穴，位于耳轮结节前方，指区与腕区之间。本穴主治过敏性疾病、过敏性肠炎、过敏性鼻炎、急慢性荨麻疹、哮喘、湿疹、烦躁、神经性皮炎、皮肤瘙痒症、风湿性关节痛等。

通过耳轮来诊断脊柱和躯干是否健康

耳轮处分布有颈椎、胸椎、腰椎、骶椎、颈、胸、腹、甲状腺、乳腺9大穴。对耳轮部分相当于人体的脊柱和躯干。

① 颈椎穴位于对耳轮下端的隆起处。本穴是诊断颈椎病变的参考穴。

② 胸椎穴位于对耳轮正面隆起处，相当于胃穴外下方至外上方这一段。由下而上依次相当于胸1至胸12。本穴是诊断胸椎病变参考穴。

③ 腰椎穴相当于胃至肾上方之间的对耳轮正面隆起处。本穴是诊断腰椎病变及腰痛的参考穴。

④ 骶椎穴在对耳轮上、下脚起始部至腰椎上界的对耳轮隆起处。本穴是诊断骶椎病变、腰痛的参考穴。

⑤ 颈穴在颈椎与胸椎之间，偏耳甲侧。本穴是诊断颈部疾患的参考穴。

⑥ 胸穴在胸椎与腰椎穴之间偏耳甲侧。本穴是诊断胸部疾患的参考穴。

⑦ 腹穴在腰椎与骶椎之间偏耳甲侧，约与对耳轮下脚下缘相平。本穴是诊断腹腔疾患的参考穴。

⑧ 甲状腺穴在颈椎穴之外上方，与颈穴平。本穴是诊断甲状腺疾患的参考穴。

⑨ 乳腺穴在对耳轮隆起两侧，胸椎穴上方，与胸椎穴呈等边三角形。本穴是诊断乳腺疾患的参考穴。

耳轮下脚部位诊断出臀部疾病

对耳轮下脚分布有臀、交感和坐骨神经3个穴位。

① 臀穴，耳轮下脚的起始部。可以依据本穴诊断臀、骶部疾患，这一类病患种类较多，臀穴在中医的治疗中发挥了关键的作用。

② 交感穴，在对耳轮下脚的末端与耳轮交界处。本穴是诊断内脏疼痛之参考穴。交感穴还可配耳穴"内生殖器"和"内分泌"治疗更年期综合征。

③ 坐骨神经穴，对耳轮下脚的2/3处，即在臀与交感两穴的中间，本穴是诊断坐骨神经痛的参考穴。坐骨神经痛是指坐骨神经病变，沿坐骨神经通路即腰、臀部、大腿后、小腿后外侧和足外侧发生的疼痛症状群。在治疗的时候，关键的是要找准病理反应点。

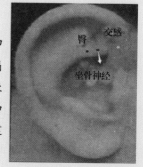

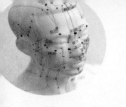

第二节 耳郭的病变与人体健康

耳郭望诊的方法

　　耳郭望诊一般先做总体观察，再做分区的耳穴望诊。可用拇指和食指牵拉耳郭，对准光线，两目平视耳郭，由上而下，由前而后分部位观察。发现耳穴局部有病变反应征象时，用无名指将耳背顶起，使该处皮肤先绷紧再放松，反复几次，同时观察病变反应的色泽和形状变化，并与另一侧耳郭相应部位对照，以区别真伪。如耳郭局部有结节、隆起时，应结合耳穴按诊试探其大小、硬度、可移动度及有无压痛，观察其边缘是否整齐。

　　耳郭望诊时需要注意的是：

　①　望诊前不要擦洗耳郭。

　②　光线不充足处辅以手电筒透光，即用手电筒从耳郭背面照射。

　③　望三角窝、耳甲艇部位时，用手指或探棒扩开耳轮脚、对耳轮下脚；望耳甲腔时用拇、食指捏住耳垂部向下拉，使之充分暴露，以便观察。

耳郭色黄

　　耳郭色黄是指两耳色黄或晦黄者，耳部黄色过盛，色泽比较鲜明，说明患有黄疸病，且常伴见舌苔黄腻，耳、目、肌肤俱见黄染。黄疸又称"黄胆"，俗称"黄病"，是一种由于血清中胆红素升高致使皮肤、黏膜和巩膜发黄的症状和体征。黄疸可由湿热、疫毒、寒湿入侵、酒食不节、积聚不愈、蛔虫、砂石阻滞肝胆及药物伤肝等因素引起。如果色泽滞为郁热，色黄且痛，为黄耳伤寒。黄耳伤寒是指脓耳因邪毒炽盛，走窜扩散，入出营血，扰乱神明或引动肝风，以脓耳病中出现剧烈耳痛、头痛、呕吐、发热、头昏、项僵，甚至危及生命等为主要表现的厥病类疾病。

综上所述，耳郭色黄大多是由黄疸病和黄耳伤寒所致。所以，中医诊断的时候往往会通过观察耳郭的颜色来判断并分析病情。从另一个意义上说，了解相关的中医常识，我们也可以依此进行自查，可有效预防疾病的发生。

耳郭色青

青色在可见光谱中介于绿色和蓝色之间。青色主肝，主寒、风、痛、惊、瘀血，为气血不通、静脉阻滞而成或是皮肤毛细血管收缩所致，提示有肝胆病，或脾胃病，或受惊吓，或月经不调等。

耳郭色青是指两耳局部或全部呈现青色。耳郭呈现青黑色时，乃是身体剧痛的表现，为肾水不足所致，也为房事过多的表现。耳郭呈现青紫色时，多为惊痛、热邪或风寒入腹致痛。邪为六淫之一，人体遭受热邪之后可出现热象、伤阴、动风、动血并引起发热、口渴喜冷饮、大便干、小便黄、烦躁、苔黄、舌质红、脉数。热甚时可出现抽搐、痉挛一类风动或出血等症。

耳垂呈咖啡色

耳垂肉薄呈咖啡色，常见于肾脏病和糖尿病。

肾脏病还有血压升高、尿异常、浮肿等症状，糖尿病的主要症状为多尿、多食、多饮、消瘦。我们可以根据这些疾病的症状再结合耳垂的颜色来判断是否患上此类疾病。

耳郭肿痛

中医认为，按耳病肿痛症，有因肝胆风火而致者，有愤怒抑郁而

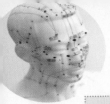

致者，有肾阳虚而阴气上攻者，有肾水衰而火邪上攻者。

因肝胆风火而致者，由肝胆挟外受之风热，聚而不散，病人两耳红肿非常痛。无论天寒天热，总是口苦咽干的人就属于这种情况。

因愤怒抑郁而致者，由愤怒伤肝，抑郁之气结而不散，病人两耳红肿，两胁胀痛。

因肾阳虚而阴气上攻者，由肾阳日衰，不能镇纳僭上之阴气，病人两耳虽肿，皮色还是正常，这种痛状轻微，唇舌色淡，人没有精神。

因肾水衰而邪火上攻者，病人两耳肿痛、腰胀、口多渴、心多烦、阳物易挺。

另有一种病因是，内伤日久，元阳久虚，而五脏六腑的元气将耗尽，满身纯阴，暴浮于上，欲从两耳脱出，有的两耳红肿非常痛，有的耳心痒得很难受，有的还伴有身痒难耐。病人唇舌或青，或黑，或黄，或白，或芒刺满口，或舌苔燥极，总不思茶水，口也不渴，渴也只喜欢喝滚热的水，大小便正常，有的人甚至指甲青黑，气喘促，或伴有腹痛。这种病情不能拖延，否则会断送性命。

耳郭出现什么症状是阑尾炎的信号

阑尾炎是一种常见病。临床上常有右下腹部疼痛、体温升高、呕吐和中性粒细胞增多等表现。阑尾炎是阑尾的炎症，最常见的腹部外科疾病。急性阑尾炎的典型临床表现是逐渐发生的上腹部或脐周围隐痛，数小时后腹痛转移至右下腹部。急性阑尾炎如果不早期治疗，可以发展为阑尾坏疽及穿孔，并发急性或弥漫性腹膜炎。阑尾炎的预后取决于是否及时地诊断和治疗。早期诊治，病人多可短期内康复，死亡率极低（0.1%～0.2%）；如果延误诊断和治疗可引起严重的并发症，甚至造成死亡。

在阑尾炎的预防上应做到：增强体质，讲究卫生；注意不要受凉和饮食不节；及时治疗便秘及肠道寄生虫。

中医耳诊认为，当出现"耳轮甲错"时，即耳轮的皮肤干燥粗糙，且呈鳞甲状，则为阑尾炎的信号，应该引起警惕。

耳郭皮肤上出现点状丘疹

丘疹系指耳穴部位出现高于皮肤的丘疹样改变。以形态分，分为点状丘疹和水疱样丘疹；以颜色分，分为红色丘疹、白色丘疹或白色丘疹边缘红晕，也有少数暗灰色丘疹等。耳郭的丘疹样改变常见于呼吸系统（急慢性支气管炎、肺炎）、泌尿系统（慢性肾炎、尿道炎、膀胱炎）、消化系统（肠炎、痢疾、胃炎、阑尾炎），以及有关的妇科病症。丘疹呈米粒状排列改变的，多见于心律不齐、房室传导阻滞等疾患；当丘疹呈扁平，密集状改变时，多发生结节样痒疹等疾患；呈白点状或聚集样改变的，常见于胆囊结石、支气管炎、腹泻等疾患；当呈褐色改变，常见于神经性皮炎的疾患；丘疹充血、发红者，多见于慢性疾患。

耳郭灰色反应

耳郭的灰色反应，常见者有浅灰、暗灰、灰色、如蝇屎色等多种灰色，灰色反应多见于肿瘤病和一些陈旧性疾病，如肿瘤病患者，则在相应部位和肿瘤特异区，呈现灰色似蝇屎状反应，按压时可出现褪色。肿瘤患者耳部的阳性特征主要表现为耳的有关部位的增厚隆起，以及相应部位及皮肤颜色的异常。

耳郭出现脱屑

脱屑反应，指耳穴部位出现脱屑改变，多为白色糠皮状或鳞屑样，不易擦去。脱屑反应约占阳性反应物出现率的10%，见于各种皮肤病、更年期综合征、便秘等，一般出现在耳穴肺区及疾病的相应耳穴部位。

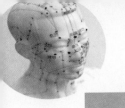

脱屑的病理阳性反应多见于各种皮肤病症和过敏性体质患者，如荨麻疹、神经性皮炎、皮肤瘙痒症、湿疹、鱼鳞状皮炎、银屑病、鹅掌风、内分泌功能紊乱、更年期综合征、短期闭经等。如果三角窝"内生殖器区"呈脂溢性脱屑，多见于子宫内膜炎、宫颈炎、阴道炎、带下、附件炎、盆腔炎、功能性子宫出血等。如果"大、小肠区"呈脂溢性脱屑者，多见于慢性肠炎、过敏性肠炎、结肠炎等消化吸收功能障碍和便秘病症。

全耳郭均见脱屑的，常见于银屑病、脂溢性皮炎等疾患；食管、贲门处出现脱屑的，多发生于吸收代谢功能低下、消化不良等疾患；其相应部位出现鳞片状脱屑的，多见于鱼鳞病。

耳郭膀胱区异常

如耳郭膀胱区出现片状红晕，或者出现点状白色反应物，但边缘有红晕，常见于膀胱湿热型病患。

膀胱位于小腹中央，小儿的膀胱高出骨盆上方，贴腹前壁，成年人的膀胱在骨盆内，前贴耻骨联合，而女性则与阴道、子宫邻接。膀胱具有储尿和排尿功能。膀胱湿热证多由感受湿热之邪，或脾胃内伤，湿热内蕴，下注膀胱而成。本病为里证，属实热。临床表现有：尿频、尿急、尿短赤、涩痛、淋漓不畅、小腹胀闷，或兼有发热、腰痛，或尿血如注，或尿有砂石，或尿浊如膏。舌红苔黄腻，脉滑数。本病及时治疗可以痊愈，如迁延时日则可致湿热流连反复发作，长期不愈，以致气阴日衰。也有湿热深结，小便点滴不通而成癃闭重症。

耳郭颈椎区出现结节可诊断为颈椎病

颈椎病是由于颈椎间盘退行性变、颈椎骨质增生所引起的一系列临床症状的综合征。颈椎病可分为颈型、神经根型、脊髓型、椎动脉型、交感神经型和其他型，颈椎病临床常表现为颈、肩臂、肩胛区及胸前区疼痛，手臂麻木、肌肉萎缩，甚至四肢瘫痪，以及神经压迫导致的失眠、头痛、头晕等。可发生于任何年龄，以40岁以上的中老年人为多。颈椎病具有发病率高，治疗时间长，治疗后极易复发等特点。

中西医在颈椎病的治疗上都取得了可喜的成就，但颈椎病的预防是相当关键的。在日常生活中，我们要从每一个生活的细节处入手，注意对身体的健康维护。如最好不要在颈部过于劳累的状态下工作、看书、上网等，因为颈部的过度劳累对颈椎的损伤是巨大的，同时要有充足的睡眠、足够的休息，这样可以消除颈部疲劳。

肾脏病变会引起耳郭丘疹

如耳郭肾区出现点状白色丘疹或呈混浊样白色反应点，在临床上多见于肾脏病，且以肾虚者较多。

肾虚指肾脏精气阴阳不足。肾虚主要分为肾阴虚和肾阳虚。中医所指的肾虚的种类有很多，其中最常见的是肾阴虚、肾阳虚。肾虚的症状：肾阳虚的症状为腰酸、四肢发冷、畏寒，甚至还有水肿，也就是表现为"寒"的症状；肾阴虚的症状为"热"，主要有腰酸、燥热、盗汗、虚汗、头晕、耳鸣等。

在传统医学上，"肾虚"是一个宽泛的概念，它包括泌尿系统、生殖系统、内分泌系统、神经系统及消化、血液、呼吸等诸多系统的相关疾病。

耳穴

耳穴指分布在耳郭上的腧穴。耳郭从全息现象来看是一个倒置的胎儿，所以耳穴的分布与胎儿的结构相似。当人体内脏或躯体有病时，往往会在耳郭的相应穴区出现局部反应，如压痛、结节、变色等。

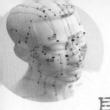

耳穴可以治疗的疼痛症

刺激耳穴可有下列的保健和治疗功效：

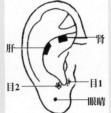

① 减轻各种疼痛症：包括头痛、创伤，术后神经性疼痛（如坐骨神经痛），骨折或脱臼后引起的痛症。

② 治疗炎性疾病：如关节炎症和面部神经炎等。

③ 内分泌失调：包括高血压、头晕及心律失常等。

④ 其他长期病患：包括手腕痛、四肢麻木及腰酸背痛。

在耳穴治疗方面，中医和针灸治疗师会使用针灸针，直接刺激耳穴，以达到上述功效。此外，针灸治疗师也会根据情况，采用激光刺激耳穴，来帮助消炎止痛，促进患处复原。

耳郭出现异常斑点

耳郭上出现鲜红或紫色的丝状红筋或斑点，并且用手挤压仍不消散，这在中医上称为"诊伤痛耳症"。如出现在右耳则表示右侧躯体有伤；显于左耳则左半身有伤；显于耳郭上半部则表示背部有伤；显于耳郭下半部则表示胸部有伤；在耳的上顶有黑或红色向外扩散的点，表示左腋下有伤；在耳垂底有白色或黑色点，表示右腋下有伤。这些相应的表征为我们清晰地进行身体疾患的自查和医生的诊断提供了重要的依据。

中医在诊疗跌打损伤时，常常会从耳郭反映的表征上来判断伤情。从耳郭出现的鲜红或紫色的细小浮络，可以了解内伤部位。

引起耳穴部位凹陷反应

耳穴凹陷反应较常见的有点状、片状和线状三种状态。

如呈点状，则常见于耳鸣疾患。耳鸣是指自觉耳内鸣响，常常是耳聋的先兆，因听觉功能紊乱而引起。其症状表现是不一样的，由耳部病变引起的常与耳聋或眩晕同时存在。由其他因素引起的，则可不伴有耳聋或眩晕。耳穴呈点状的还见于散光症。

如呈片状，则多见于胃、十二指肠溃疡疾病。医学上认为，胃溃疡的形成是胃酸作用的结果。而十二指肠溃疡形成的主要因素是因迷走神经张力过高，以致胃酸分泌过多。两者是性质不同的疾病。

如呈线状，则多见于冠心病。冠心病的症状表现是胸腔中央发生一种压榨性的疼痛，并可迁延至胃，它还伴有一些其他症状，如眩晕、气促、出汗、寒战、恶心及昏厥等，严重患者可能因为心力衰竭而死亡。另外，耳穴呈线状者，还可见于耳鸣、耳聋、缺齿等症。

耳针疗法可以发现人体的疾病

人们的耳郭与人体各部位存在着一种生理性的内在联系，当人体患病时，耳郭上相应部位就会出现敏感点。刺激这些敏感点，能达到治疗相应疾病的效果。这种方法，在中医学中叫作"耳针疗法"。

不同的疾病在耳郭上有不同的表现，典型的有：神经衰弱患者的"耳尖"穴（耳朵尖区）处可看见一个圆环形水纹（似一盆水面上的水纹），并在耳垂部可能摸到一个硬节；高血压、动脉硬化患者，耳孔会长毛，耳轮变宽、变厚、变硬；胃溃疡、十二指肠球部溃疡患者，"胃""十二指肠"两穴处可见萎缩；乳腺癌患

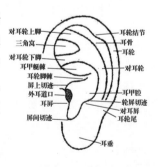

者，"乳腺"穴上可看到一圆形的丘疹；冠心病患者，耳垂上可看到一条横向深折；消化不良患者，"膜"穴处有明显压痛。各种疾病，在耳郭的相应穴位上都有异常反应。有些病人还没有感觉到的病症，或者在疾病初发阶段，用按摩耳朵的方法，还可以较早发现疾病。为了保障身体健康，应当经常察看和按摩自己的耳朵。

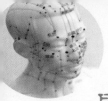

耳郭血管中断

耳郭血管的主干充盈扩张，而其中间则呈条段状中断，这被称为"血管中断"。耳郭血管中断常见的疾病是心肌梗死。

在医学上，心肌梗死是指在冠状动脉病变的基础上，发生冠状动脉血供急剧减少或中断，引起相应的心肌严重而持久的急性缺血性坏死，临床表现呈突发性、剧烈而持久的胸骨后疼痛，特征性心电图动态衍变及血清酶的增高，可发生心律失常、心力衰竭、休克等并发症，常可危及生命。

心肌梗死的基本病因是冠状动脉粥样硬化，较少见于冠状动脉痉挛，少数由栓塞、炎症、畸形等造成管腔狭窄闭塞，使心肌严重而持久缺血在1小时以上，即可发生心肌梗死。心肌梗死发生常有的诱因包括过度劳累、情绪激动、大出血、休克、脱水、外科手术或严重心律失常等。

耳郭心区的病症

《素问·金匮真言论》说："南方赤色，入通于心，开窍于耳。"《素问·缪刺论》指出：手少阴之脉络于耳中。在《医贯》卷五又有"心为耳窍之客"。可见耳与心的关系非常密切。

心的生理功能失调，可导致耳窍发生病变，出现耳聋、耳鸣、眩晕等症状。在耳郭望诊中，如果心区出现红晕，颜色为暗红或暗黑色，多常见于冠心病、心肌梗死、心绞痛等疾患，这类疾患给人带来的痛苦是巨大的，甚至还会在一定程度上威胁人的生命；如果心区出现皱褶样的圆圈，且中心还有光泽或有点片状的白色物质，则是心律不齐、失眠、风湿性心脏病的表现。

耳垂皱褶可以作为诊断冠心病的依据

耳垂皱褶也叫"冠心沟"，耳穴的这一形态特征，可作为在中医上诊断冠心病的依据。

从临床研究看，这是由于全身小动脉包括心脏冠状动脉硬化、微循环障碍所致。众所周知，耳垂是耳朵上唯一多肉部位，主要由结缔组织构成。它处于身体末端部位，对缺血缺氧相当敏感。当人体发生动脉硬化时，耳垂和心肌同样发生微循环障碍，导致局部皮下结缔组织中胶原纤维断裂，耳垂皮肤便出现皱褶。心血管造影检查发现，耳垂皱褶的深浅与冠状动脉的损害程度密切相关。另外，根据中医耳针研究，耳垂上有体表和内脏相关的图像，耳垂皱褶正好是心脏在耳郭上的相关部位。

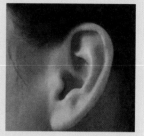

因此，中老年人不妨对着镜子自查一下，如果存在上述耳穴体征的话，应当及时去医院，通过心脏听诊、测血压、做心电图、验血脂等检查，可以尽早发现冠心病，从而进行及时有效的治疗。

耳郭肝区、胆区的疾病

肝胆之脉络于耳，肝胆之气上通于耳，耳的正常生理功能有赖于肝胆之气通达及肝血的奉养。《素问·脏气法时论》说："肝病者……虚则目䀮䀮无所见，耳无所闻。"《丹溪心法·耳聋篇》也说："耳聋皆属于热，少阳厥阴热多。"少阳厥阴者，分别指肝与胆。可见耳与肝、胆的关系。

健康人的耳郭血管隐而不见，而心肌梗死、冠心病、高血压、支气管扩张、急性支气管炎患者，耳郭上都可见到多处丘疹，且肝区和胆区的色素较沉积，表面是粗糙的；患有慢性肝炎时"肝脾区"呈片状增厚，伴有点片状暗红色，大小不等；肝大则是在肝区块状增厚，边缘清晰；"肝脾区"呈块状隆起，不光滑，伴有小结节，边缘不清，色暗，是肝硬化的信号；"胰胆区"呈点白，边缘暗红，有光泽，多见于胆结石；"肝区"结节状隆起，色暗质硬，不光滑，则表明患有肝癌。

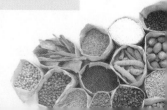

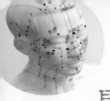

耳穴脾胃区

　　胃区呈现不规则的白色隆起，可能为慢性浅表性胃炎；胃区呈现点状或片状红润，界线不清，多为急性胃炎，如果界线清楚则多见于胃溃疡活动期；胃区片状白色隆起中有点、片状红润，多为慢性胃炎急性发作。

　　胃炎是指任何病因引起的胃黏膜炎症。按临床发病缓急，一般可分为急性胃炎和慢性胃炎。急性胃炎发病急骤，轻者仅有食欲减退、腹痛、恶心、呕吐；严重者可出现呕血、黑便、脱水、电解质及酸碱平衡紊乱，有细菌感染者常伴有全身中毒症状。

　　当脾区呈片状白色，且边缘有红润，则是脾大的信号。脾大即脾脏的肿大，引起脾大的原因有：感染性脾大，各种急慢性感染如伤寒；瘀血性脾肿大；增生性脾大多见于某些血液病，如白血病、溶血性贫血、恶性淋巴瘤等。

耳穴诊断出便秘

　　在大肠、小肠穴区出现点片状白色或丘疹，或出现脱屑，则为便秘病患。

　　从现代医学的角度来说，便秘是多种疾病的一种症状，而不是一种病。便秘是排便次数明显减少，每2～3天或更长时间一次，无规律，粪质干硬，常伴有排便困难感的病理现象。

　　便秘在程度上有轻有重，在时间上可以是暂时的，也可以是长久的。由于引起便秘的原因很多，也很复杂，因此一旦发生比较严重的，持续时间较长的便秘，患者应及时到医院检查，查找引起便秘的原因，以免延误原发病的诊治，并及时、正确、有效地解决便秘的痛苦，切勿滥用泻药。

脑血栓患者的耳部症状

脑血栓是在脑动脉粥样硬化和斑块的基础上，在血流缓慢、血压偏低的条件下，血液的有形成分附着在动脉的内膜形成血栓。多发生于50岁以后，男性略多于女性。脑血栓轻微者表现为一侧肢体活动不灵活、感觉迟钝，严重者可出现昏迷、大小便失禁甚至死亡。但由于发生的部位不一样，脑血栓的症状也不一样。常于睡眠中或晨起发病，患者活动无力或不能活动，说话含混不清或失语，喝水发呛。多数病人意识消失或轻度障碍。

中医耳诊中，可依据耳相应部位的变化来诊断脑血栓这一病症。如患者的耳垂部显示有耳垂皱褶，或皮质下穴区的肤色颜色为暗灰色，并且没有光泽，则可诊断为脑血栓。

女性更年期综合征

女性更年期综合征是女性卵巢功能逐渐衰退至完全消失的过渡时期，由于生理和心理改变而出现的一系列临床症状，常见有烘热出汗、烦躁易怒、心悸失眠或忧郁健忘等。本病的发生是妇女在绝经前后，由于肾气逐渐衰竭、冲任亏虚、精血不足、天癸渐绝，月经将断而至绝经所出现的生理变化，但有些女性由于体质或精神因素以及其他因素的影响，一时不能适应这些生理变化，使阴阳失去平衡，脏腑气血功能失调而出现的一系列脏腑功能紊乱的症候。

耳穴中，女性更年期综合征在腹穴区、内分泌穴区、肾区、内生殖穴区等都会出现一系列的变化，已成为中医用耳诊诊断这一病症的依据。

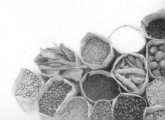

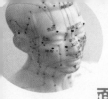

面神经炎

　　面神经炎又叫"面瘫""面神经麻痹"。它是由支配面部肌肉的面神经炎症而引起的，主要表现为面部肌肉运动受到障碍。面瘫的临床表现主要为双侧一重一轻型面肌瘫痪，表现为不能蹙额与皱眉，眼不能闭合或闭合不全、畏光、流泪等现象。口角歪向较健侧，鼓腮时从重病侧漏气，漱口时从重病侧漏水，流口水，进食时食物停留于重病侧牙颊之间。面神经炎可见于任何年龄，无性别差异。多为单侧，双侧者甚少。发病与季节无关，通常急性起病，一侧面部表情肌突然瘫痪。

　　在耳诊中，面神经炎在耳穴的表现依病程的差异而不同。在面颊区，或可见点状或小片状红晕或边缘有红晕或出现皱褶，或毛细血管扩张等。

肋间神经炎

　　肋间神经炎是指由于损伤诱发肋间神经的慢性炎症，在肋软骨处会有痛性肿块及压痛。又称"蒂策氏病"。本病多见于20～40岁，多为一处病变。病因可能与病毒感染或外伤有关。病程可持续几小时或几天，但可复发，常在数月内自愈，个别可持续数年。

　　耳诊中，在胸、胸椎穴区有点片状红晕，或有毛细血管充盈，在临床上诊断为肋间神经炎，这为疾病的诊断和治疗提供了依据。治疗常用热敷、止痛药物、局部注射醋酸泼尼松龙等，有时可口服吗啉脈。也可用针灸、推拿等，推拿对由胸椎损伤或退变引起的肋间神经痛疗效很好。

头部不同部位的疼痛在耳部穴区的症状

耳诊中，在额穴区、颞穴区、枕穴区，可见片状红晕，并有隆起改变，在临床表现为全头痛。头痛的部位不同，在耳部各穴区的反应也不同。

耳诊中，在枕穴区有隆起改变，或可见点状或片状红点或红晕，则在临床表现为头顶痛。头顶痛不同于全头痛。

耳诊中，在额穴区，呈点片状红晕，则为前头痛，如果病程较长且反复发作者，在额穴区会出现圆形隆起，心穴区有皱褶。

耳诊中，颞穴区有点片状红晕或有隆起，或心穴区有皱褶，都为偏头痛的表现。

后头痛在耳诊中，主要反应在枕穴区，其形态、颜色特征和偏头痛类似。

肾病综合征

肾病综合征是以大量蛋白尿（24小时尿蛋白超过3.5克）、人血白蛋白<30克/升，高脂血症及水肿为特点的临床综合征，前两项最为典型。本病分原发性和继发性两种，继发性肾病综合征可由免疫性疾病（如系统性红斑狼疮等）、糖尿病以及继发感染（如细菌、乙肝病毒等）、循环系统疾病、药物中毒等引起。

肾病综合征的预防和保健是非常关键的。要保证有充分的休息；在饮食上保证足够热量；加强对皮肤的护理，保持皮肤清洁、干燥，避免擦伤和受压，定时翻身；进行一系列的健康教育，要求患者及其家属要密切配合医生的治疗。

耳诊中，在肾穴区出现片状淡红晕，是肾病综合征的表现之一，如果病程较长，在肾穴区的点片状则会增厚。

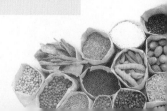

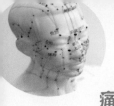

痛经时耳部穴位会出现的反应

痛经是指妇女在经期及其前后，出现小腹或腰部疼痛，甚至痛及腰骶。随月经周期而发，严重者可伴恶心呕吐、冷汗淋漓、手足厥冷，甚至昏厥，给工作及生活带来影响。

引起痛经的因素很多，常见的有：由于子宫颈管狭窄而引起痛经，子宫位置异常而引起痛经，一定的精神因素、遗传因素而引起痛经。中医认为，由于肾气亏虚、气血不足，加上各方面的压力，令肝气郁结，以致气血运行不顺而造成痛经。

中医耳诊中，在内生殖穴区或内分泌穴区如出现点状或小片状的红晕，或在盆腔穴区三角窝部位，毛细血管扩张，在临床均表现为痛经。

痛经患者应注意平时的调理和保健。平时饮食应多样化，不可偏食，应经常食用些具有理气活血作用的蔬菜水果，经前期及经期少吃生冷和辛辣等刺激性强的食物。

第三节　耳聋耳鸣的问题

传音性耳聋

由于外耳或中耳疾病，使到达内耳的声音减弱，从而引起听觉减退者称为"传音性耳聋"，又名"传导性耳聋"。这些病包括：

❶ 先天性疾病

如外耳道闭锁，但鼓膜、听骨、蜗窗、前庭窗和鼓室的发育正常。

❷ 后天性疾病

如外耳道异物、耵聍栓塞、炎性肿胀、肿瘤阻塞、外伤性瘢痕闭锁、鼓膜炎、外伤性鼓膜穿孔等；各种中耳炎引起的鼓室积液、鼓膜穿孔、增厚、钙化、粘连内陷、鼓室黏膜充血肿胀、肉芽、息肉、听骨链断离、溶解或粘连固定、胆脂瘤、胆固醇性肉芽肿、鼓室硬化症、耳硬化症、中耳癌，以及由周围器官或组织侵入中耳的良性或恶性肿瘤。

神经衰弱性耳鸣不会发展为耳聋

神经衰弱性耳鸣患者往往有失眠、多梦、头昏脑涨等症状。病人在夜深人静的时候可以听到外界并不存在而由自己耳内发出的响声，或强或弱，或远或近，或有或无，或起或停。

许多人认为，神经衰弱的耳鸣发展下去便是耳聋，这种担心是多余的。从发病的原因我们可以知道，神经衰弱患者出现的耳鸣只是一种症状，其听觉器官并没有发生器质性病理改变，所以不会发生耳聋。一般来说，病人只要保持乐观的情绪，积极配合医生治疗，随着神经衰弱的减轻或痊愈，耳鸣就会自然消失。

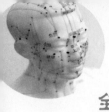

全身性疾病会引起耳鸣

全身性疾病如心血管、内分泌代谢、神经精神等疾病，与听觉器官无关也会引发耳鸣。这类耳鸣一般为双侧性，不伴耳聋，可随着这些疾病的痊愈而消失。

❶ 心血管疾病

心血管疾病是最为常见的耳鸣原因之一，其中约有10%为高血压。耳鸣常呈搏动性，与脉搏、心跳同步。动脉粥样硬化，管腔缩小、狭窄亦可出现搏动性耳鸣。贫血者因心脏输出量增加也可引起搏动性耳鸣。

❷ 内分泌代谢疾病

甲状腺功能亢进症或甲状腺功能减退症均可引起搏动性耳鸣。糖尿病、自身免疫性疾病、维生素缺乏症、碘或锌缺乏、肾病等引起耳鸣的发生率较高。

❸ 神经精神疾病

脑膜炎、脑震荡、脑干肿瘤和血管病变皆可引起耳鸣，称为"中枢性耳鸣"。精神状态与耳鸣的产生有一定关系，精神紧张可引起血液循环改变，促发耳鸣。

颈部疾患会导致耳鸣

除了耳部疾患、血管疾病等会引起耳鸣之外，一些颈部的疾患也会出现耳鸣现象，如颈部肿瘤（常见的是甲状腺癌和淋巴瘤）及其他的一些颈部疾患。

颈部疾患引发的耳鸣与颈动脉有着直接的关系。颈动脉有左右两侧，沿食管、气管和喉的外侧上行，到了甲状软骨分为颈内动脉和颈外动脉，在患者转动脖子时会发现一块明显的肌肉，从耳旁到胸骨处，这块肌肉就是胸锁乳突肌。在这块肌肉的内侧，可以明显摸到颈动脉的搏动，颈动脉受到压迫，便会引发耳鸣。耳鸣的特点为持续性、低音调，随体位变化，耳鸣的程度会有所不同。

药物中毒会导致耳鸣耳聋

所谓药物中毒性耳聋（简称"药物性耳聋"），就是因使用某种药物或接触某些化学制剂而引起的耳聋。其症状以耳鸣为主，小部分患者甚至完全丧失听力。

大剂量奎宁、奎尼丁、氯喹等药物，可引起剧烈耳鸣，但停药后会好转，多不影响听力。庆大霉素、链霉素、卡那霉素等药物，对听神经及前庭神经均有损害，可出现耳鸣，若不及时停药，可迅速发展成耳聋，并难以恢复。

由于耳毒性药物引起的耳鸣是直接损害内耳的感觉神经细胞，而人体的神经细胞一旦死亡就很难再生，所以对于药物中毒性耳聋，要做到早期防范、及时发现和早期诊断。

耳部疾患能引起耳鸣

耳部疾患是引发耳鸣的重要病因，属耳源性，如外耳、中耳、内耳、螺旋神经节和蜗神经的损害均可引起耳鸣。

❶ 中耳病变

中耳炎、咽鼓管阻塞、耳硬化症等均为耳鸣的常见病因。中耳鼓室周围的病变，如颈静脉球体瘤、颈静脉或动脉解剖异常、动静脉瘘等可引起搏动性耳鸣。

❷ 内耳耳蜗病变

早期梅尼埃病损害耳蜗顶周螺旋器时出现低频耳鸣。耳毒性药物、噪声和老年性耳蜗损害，均可出现高频耳鸣，伴有感觉神经性耳聋。

❸ 螺旋神经节和蜗神经的病变

听神经瘤80%以上出现患侧渐进性加剧的高频耳鸣，并有10%作为首发症状。多为单侧发病，且伴发患侧渐进性耳聋、瞬间头昏、眩晕或不稳感。

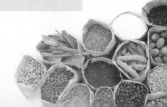

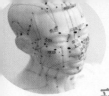

产生"幻听"现象

幻听是一种歪曲或奇特的听觉，并没有相应的外部声刺激作用于听觉器官。病人有时会听到有人在喊救命，但这种声音在现实的外部声场中并未存在。

引起幻听的原因有心理因素，如过度精神紧张；身体某部疾病，如听觉中枢障碍或精神病；药物作用，如吸食或注射过量麻醉剂，吸食大麻及错食致幻物质，药物过敏等。

现代临床研究认为，幻听是大脑听觉中枢对信号错误加工的结果。我们面对的并非无声的世界，正常人的听觉将内外部的声音信号正确地向听觉中枢传输，幻听者由于听觉中枢出现障碍，将声音信号歪曲或夸张，甚至按主观意图加以改造，因此是种听觉变态。

单侧耳鸣要警惕听神经瘤

一侧耳鸣、耳内有嗡嗡声，听觉不灵敏，伴有头晕、步态不稳。这些症状也可能是一种耳科疾病——听神经瘤的临床表现。

听神经瘤系原发于听神经鞘膜上的良性肿瘤。当肿瘤在2厘米以内时通常仅有耳科学症状，如耳鸣、听力下降、眩晕等。超过2厘米时，肿瘤开始推压脑干、小脑及其他脑神经，患者逐渐出现耳神经学症状。但由于中枢神经系统的代偿，神经学症状常常很轻微，并不易引起注意。肿瘤生长超过3厘米后，脑干、小脑明显受压变形，患者出现明显的头痛、呕吐、走路不稳，脑疝可随时发生，导致患者死亡。

第四节　耳道分泌物的信息

耳垢的作用

从物理性状看，耳垢（俗称"耳屎"）通常呈淡黄色蜡样干片状物质，味苦，不溶于水、酒精或乙醚。从化学分析来看，耳垢含有油、硬脂、脂肪酸、蛋白质和黄色素，还有0.1%的水以及少许白垩和钾、钠等元素。

耳垢因富含油脂，它可以滋润耳道皮肤上的细毛，这些细毛能阻挡由外界吹进来的尘埃颗粒。耳垢和细毛还能防止昆虫等微生物对耳朵的侵害。偶然闯进来的小虫等碰上密茸茸的细毛，被挡住去路；耳垢味苦，当小虫尝到耳垢的苦味后，便会"知难而退"。此外，富含油脂的耳垢能使耳道保持一定的温度和湿度，尤其对耳道深处的鼓膜可使其不致干涸，从而使鼓膜经常处于最佳运动状态。

富含脂肪酸的耳垢，在耳道皮肤表面形成一层酸膜，使外耳道处于酸性环境，具有轻度的杀菌作用。经证明，耳垢里的化学成分能抑制好几种细菌的生长、繁殖。

耳垢和细毛，不仅能吸附进入耳道的灰尘和微生物，保持耳道的清洁，而且还能使耳道空腔稍稍变窄，对传入的声波起到滤波和缓冲作用，使鼓膜不致被强声所震伤。

由此可见，正常的耳垢不是废物，对保护听觉器官还是有一定功劳的。

耳垢增多要警惕糖尿病

耳朵经常痒痒，耳垢明显增多，如果有糖尿病家族史的人出现这些情况，要警惕是否被糖尿病缠上了。

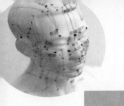

糖尿病患者由于耵聍腺及皮脂腺分泌旺盛而容易形成较多的耳垢，从临床看，形成的数量常与病情的严重程度成正比。在糖尿病的早期，通常是糖耐量减低阶段，这时，只是"准糖尿病患者"，不用服药，通过饮食、运动可以将血糖控制在正常水平。而耳垢增多的阶段，比糖耐量减低还要早一些，是"隐性糖尿病病人"，控制血糖达标更容易一些。有试验表明，健康人的耳垢中不含葡萄糖或含量甚微，而糖尿病患者的耳垢中葡萄糖的含量多在0.1微克。

因此，有家族史、肥胖、肚子大腿细的人，在出现耳朵的不适后要考虑到是否糖尿病导致的，应及早去医院做检测。

耳内瘙痒

耳道内正常时不痛不痒，少许耵聍分泌物随人体活动自然脱落出来。但有时其内部也会出现异常征象，如有的人经常会感到耳内瘙痒。

耳内瘙痒可能是感染上了外耳道霉菌病，应及早去医院求医，而不要用火柴棒、牙签等止痒，以防造成外耳道外伤，并发外耳道炎及外耳道疖等症。霉菌是无孔不入的，由于人的体温对霉菌适宜，加之外耳道的潮湿和阴暗，这就给喜潮怕光的霉菌的繁殖提供良好的场所。若个人不太讲究卫生，喜欢用手到处乱摸，或者是用有脚癣者的擦脚毛巾及抠了脚丫的手再去擦、挖耳道，便会把霉菌带入外耳道使其受霉菌感染。这在医学上称为"外耳道霉菌病"。

不要经常掏耳垢

外耳道皮肤中有许多汗腺及皮脂腺，它们不断地分泌液体至外耳道中，这些液体量很少，但黏性很大，能将灰尘及皮肤的脱屑粘在一起，经过一段时间的积聚即形成耳垢。耳垢积聚过多时，会引起耳痒及堵塞感。所以，经常挖耳道，会使耳道内变得比较干燥，皮肤则容易发炎及产生瘙痒感。耳朵一痒就会想去挖它，结果就是愈挖愈干燥，愈干燥就愈痒，愈痒就愈挖，如此恶性循环。

很多人缺乏医疗知识，感觉耳内痒时，就随便用火柴棒等硬物止痒，这样容易导致外耳道外伤，引发外耳道内疾患。所以，我们最好不要经常掏耳朵，平时耳内痒时可以用棉棍轻轻在外耳道转动，然后耳朵朝下，盯聆则可自行出来，尽量做到不用指甲、铁签等硬物掏耳。另外不要形成经常挖耳的习惯，一般一周一次为宜。

湿性耳垢相关的疾病

耳垢系指外耳道盯聆腺分泌出的液体干结后的物质。耳垢通常有两种，一种又湿又厚，另一种又干又薄。湿性耳垢即人们所说的"油耳"，"油耳"又名湿性盯聆、湿耳朵、软盯聆、油状盯聆等。据医学研究发现，耳垢湿性与某些疾病有一定的关系。

一般来说，湿性耳垢的人，其体内血脂水平要高于干性耳垢的人，所以他们的动脉粥样硬化发生率比后者高些。另外，湿性耳垢的妇女患乳腺癌的危险性要比干性耳垢者高1倍。

耳道流脓

耳道流脓可见于外耳道疖肿或慢性中耳炎。外耳道疖肿，常为掏耳或外耳道炎未愈而引起；也可因洗澡或游泳，耳道内进水后使表皮软化，细菌乘虚而入引起感染；慢性病病人；如有肾炎、糖尿病、慢性便秘者也易罹患此病。此病早期时，应使用抗生素控制感染，还可做耳部热敷或理疗，如疖肿成熟，则应切开排脓。

慢性中耳炎系耳科最常见的疾病，多因急性化脓性中耳炎治疗不及时、不彻底或鼻咽部及邻近器官炎症反复发作所致。其特点是，长期或间接性流脓、鼓膜穿孔或耳聋。由于中耳炎为一种持续不断的化脓性感染或慢性刺激的疾病，常引起中耳腔内所含氧气和二氧化碳比例失调，血液循环和营养发生障碍，致使中耳腔上皮细胞逐渐演变成多层鳞状型或分泌型上皮，组织细胞在增生分化过程中易发生癌变。

预防外耳道疾病，平时就要养成良好的生活卫生习惯，如禁止掏挖耳朵，外耳道要保持干燥洁净等。

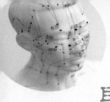

耳漏

正常情况下，外耳道内除了一些上皮脱落和少许干性耳垢外，多数人外耳道总是干净的。如果发现外耳道内不断有异常液体积聚或流出，医学上称为"耳漏"，意思是外耳道内有液体流出。耳漏可来自外耳道、中耳以及中耳周围组织不同的部位。

耳漏是慢性化脓性中耳炎最常见的症状，耳漏性质由水样到黏稠恶臭皆有。有的病人是持续性耳漏，有的则偶尔耳漏。重听也是重要症状，一般若骨传导正常（指内耳听觉功能良好），仅20~30分贝的传导性听力障碍，病人多能适应社会生活。然而长期的慢性中耳炎，在反复流脓后，细菌的毒素或药物中的耳毒性物质都可能经由耳圆窗膜渗入内耳，而渐渐损害内耳听觉功能，形成混合型听力障碍。此时病人会渐渐感觉听力不足。中耳黏膜与听小骨受损害后，听力也会减退。

耳垢跟咳嗽有关

正常情况下，外耳道表面附有一层薄耳垢，可自行脱落排出。但有人耳垢分泌过多，或外耳道皮肤有慢性炎症，外耳道狭窄、畸形等，就不易排出，耳垢与进入外耳道内的灰尘等物混合成团块，阻塞外耳道，称为"耳垢栓塞"。

耳垢栓塞的症状有耳闷、耳鸣等。如损伤外耳道上皮或进水后，可使症状加重，有的可引起疼痛，甚至可因耳垢膨胀，引起听力突然减退。如用不卫生的耳勺或其他物品挖耳道，可发生炎症甚至糜烂流脓。如果耳垢压迫鼓膜，刺激了耳支迷走神经，传递到神经中枢，就会发生反射性咳嗽。

耳道发堵的原因

　　耳道发堵，即耳朵有憋闷和堵塞的感觉。这一症状与某些疾病有着一定的关系。如当人感冒的时候，如果病菌侵犯了耳的相关部位，则耳道就会被堵塞；中耳炎病症也会造成耳道的堵塞。此外，耵聍积聚时堵塞耳道，听力会受到影响。一旦耳道内进水，耵聍会发生膨胀，紧紧压迫耳道产生耳痛。

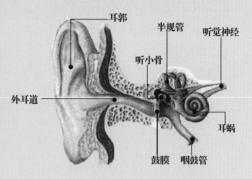

　　另外，乘坐飞机的过程中，飞机在起飞时大气压力迅速降低，会让耳朵出现堵塞样感觉，少数人还可能会产生短暂的听力障碍及耳道疼痛。

耳垢阻塞可能导致小儿智力迟缓

　　耳垢有保护外耳道皮肤、黏膜及黏附灰尘、小虫等异物的作用。但小儿耳垢分泌过多，要引起注意，可能会导致小儿智力迟缓。当外耳道被大量耳垢阻塞，小儿正常的听力水平会下降，同时会影响到孩子其他系统的发育，其协调平衡的能力也会受到了一定的影响，久而久之，会导致小儿智力迟缓，所以家长应该引起足够的重视。但要注意，给婴儿挖耳垢很危险，轻则把外耳道皮肤刮破，重则造成鼓膜穿孔。必要的话，最好去医院，请医生用专用器械将耳垢去除。

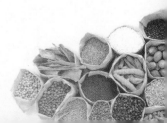

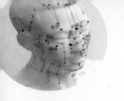

第五节　看耳知健康

耳朵流血

耳朵流血，即耳窍出血。《冯氏锦囊》中说："耳中出血，少阴火动所致。"李东垣说："耳中无故出血，名曰耳衄。乃肝肾相火上逆，迫血而衄。"耳衄又有虚实之分。

养生建议

耳朵流血均为火旺上扰、迫血妄行而致，但肝火上逆耳朵流血为实火，阴虚火旺耳朵流血为虚火，两者的区别在于症状发作的缓急程度、全身表现和耳窍局部肿痛与否及出血量等。

❶ 对于肝火上逆引起的耳朵流血，治疗时当清肝泻火，凉血止血，药方选犀角地黄汤加龙胆草、旱莲草等，外用龙骨煅灰掺敷。

❷ 对于阴虚火旺引起的耳朵流血，治疗时当滋阴降火，药方选知柏地黄汤加麦冬、玄参。

▶ **症状**

头晕目眩；耳朵中有血液流出；眼睛发红；口中发苦。

▶ **面诊**

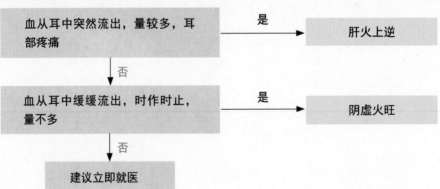

| 血从耳中突然流出，量较多，耳部疼痛 | 是 → | 肝火上逆 |

↓ 否

| 血从耳中缓缓流出，时作时止，量不多 | 是 → | 阴虚火旺 |

↓ 否

| 建议立即就医 |

太冲穴有平肝、理血、通络的功效。按摩此穴，对于防止耳朵流血有很好的疗效。长期按摩这个穴位，对头晕、失眠、高血压有很好的调理和缓解作用。

▶ 穴位定位

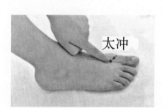

位于足背，第一、二跖骨间隙前方凹陷中。

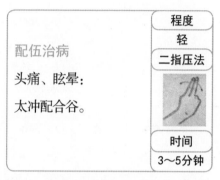

配伍治病

头痛、眩晕：

太冲配合谷。

程度
轻
二指压法
时间
3～5分钟

养生食谱

材料：冬瓜400克，精盐6克，香菜10克，味精2克，素油30克。

做法：冬瓜削去皮，切成长方块。将香菜洗净，切成小段。炒锅置中火上，下素油烧热，放入冬瓜炒至稍软，加精盐，放少量水，盖上锅盖，烧熟后加味精、香菜匀即成。

功效：清热泻火、减肥瘦身、清热解暑。孕妇常食，能泽胎化毒。

耳内长肉

耳内长肉是指耳窍内有小肉突出，形如樱桃，或如羊奶头，或如小蘑菇，或如枣核，头大蒂小。因其形状不一，故又有"耳痔""耳蕈""耳聤"等名称。以肝胆热毒所引起的居多。

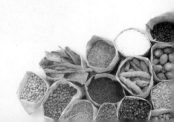

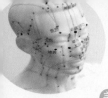

养生建议

① 对于肝胆蕴热、热毒袭耳引起的耳内长肉，治疗时应清肝泻火，药方选柴胡清肝汤。

② 对于脾肾两虚、邪滞耳窍引起的耳内长肉，治疗时应补益脾肾，药方选桂附八味丸和参苓白术散加栀子、柴胡、连翘等。

③ 对于邪毒久留、气滞血瘀引起的耳内长肉，治疗时应调和气血，行滞化瘀，药方选当归桃红汤。

▶ **症状**

耳内长肉，听觉差；舌苔薄。

▶ **面诊**

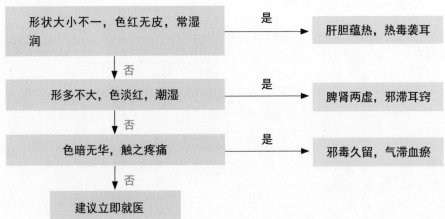

形状大小不一，色红无皮，常湿润	是 → 肝胆蕴热，热毒袭耳
否 ↓	
形多不大，色淡红，潮湿	是 → 脾肾两虚，邪滞耳窍
否 ↓	
色暗无华，触之疼痛	是 → 邪毒久留，气滞血瘀
否 ↓	
建议立即就医	

▶ **治疗方法**

颅息穴具有通窍聪耳、清热降浊的功效。经常按摩此穴，可清除体内热毒。对头痛、耳鸣、耳聋、中耳炎等都有明显的缓解和治疗作用。

▶ **穴位定位**

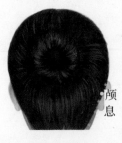

颅息

站立，将食指和中指并拢，平贴于耳后根处，食指指尖所在位置的穴位即是。

配伍治病	程度
小儿惊痫、呕吐：颅息配太冲。	适度
	拇指压法
偏头痛、头风病：颅息配天冲、脑空、风池和太阳。	
	时间
	1～3分钟

材料：水发腐竹100克，苋菜200克，素油50克，葱丝，盐，糖，味精和葛根淀粉。

做法：炒锅中加入素油，待热后放入葱丝并炒出香味后，放入腐竹炒至七成熟，再加入苋菜，翻炒至熟透，加盐、糖、味精，勾葛根淀粉汁汤，汁明亮后即可出锅。

功效：祛痰，清肝，聪耳，经常佐餐食用可改善和增强听力。

耳内流脓

耳内流脓是指耳内流出脓液，其色或黄或青，其质或稠或稀。对本病记载首见于《诸病源候论》，该书中称为"聤耳"。明代王肯堂《证治准绳》中说："曰聤耳亦曰耳湿，常出黄脓；有风耳毒，常出红脓；有缠耳，常出白脓；有耳疳，生疮臭秽；有震耳，耳内虚鸣，常出清脓。"

养生建议

① 对于风热上扰引起的耳内流脓，治疗时应祛风清热，辛凉解表，药方选银翘散或桑菊饮，并加蒲公英、紫花地丁、野菊花等清热解毒之品。

② 对于肝胆湿热引起的耳内流脓，治疗时应清肝胆湿热，药方选龙胆泻肝汤。

③ 对于肾阴虚损、虚火上炎引起的耳内流脓，治疗时应滋阴降火，药方选知柏地黄丸。

▶ 症状

头痛，发热，头晕；听觉差；耳朵中有脓水溢出；舌苔色黄。

第三章　耳部诊病

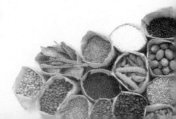

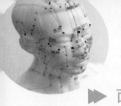

▶ 面诊

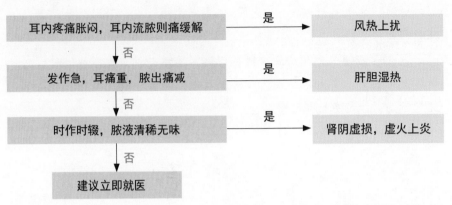

| 耳内疼痛胀闷，耳内流脓则痛缓解 | 是 → | 风热上扰 |

否 ↓

| 发作急，耳痛重，脓出痛减 | 是 → | 肝胆湿热 |

否 ↓

| 时作时辍，脓液清稀无味 | 是 → | 肾阴虚损，虚火上炎 |

否 ↓

| 建议立即就医 |

▶ 治疗方法

耳门穴具有降浊升清的功效。按摩此穴，可以有效治疗耳朵流脓。还可治疗重听、耳鸣、耳道炎，长期按摩此穴，对上牙疼痛、耳聋等也有很好的改善作用。

▶ 穴位定位

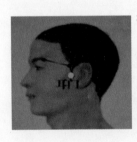

正坐，举双手，指尖朝上，掌心向内，轻扶头，四指放在偏头处。拇指指尖摸至耳珠上缺口前，轻张嘴。拇指指尖垂直揉按凹陷中穴位即是。

配伍治病	程度
牙痛：耳门配丝竹空。	重
	拇指压法
上齿龋：耳门配兑端。	时间
	1～3分钟

养生食谱

材料：鸡蛋3个，苦瓜80克，鱼露1勺，鸡精、油、盐适量。

做法：苦瓜去籽，切成薄片，放盐腌制10分钟，3个鸡蛋打散，加入鱼露、鸡精调匀，锅烧热加入油，倒入蛋液，放入苦瓜片，摊均匀，小火至蛋液凝结后，将鸡蛋翻面再煎，等鸡蛋金黄盛出，放凉后即可食用。

功效：清热、祛火、解毒，适用于热火上升的人群。

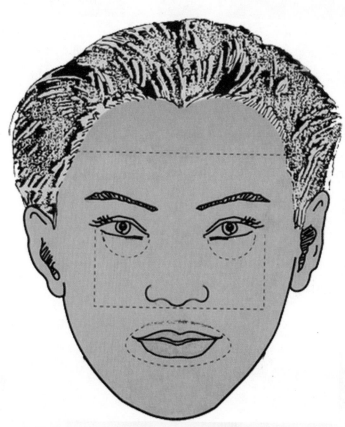

第四章　鼻部诊病

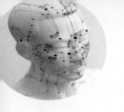

第一节　鼻部诊病的依据

鼻为肺之窍：鼻部诊病有很有据

> 　　鼻诊是中医望诊的重要组成部分。它是通过观察鼻的色泽、形态变化以及呼吸时的动态改变来诊断疾病的。具有分病性、别病位、测病势、断预后的临床意义。

　　鼻为肺之窍，乃是呼吸门户。五脏之气，均达于鼻。在内，肺为五脏的华盖；在外，鼻为五官的华壁。

　　《灵枢·五色》曰：五色决于明堂，明堂者，鼻也。说明鼻占主要位置，面色可取决于明堂。鼻与五脏的关系极为密切，内外相应。因鼻为肺窍，《素问·阴阳应象大论》曰："肺主鼻。"《难经·四十难》说"鼻者肺之候，足阳明胃之经络，循于鼻"，手阳明大肠经"上夹鼻孔"，手太阳小肠经支脉"上抵鼻"，而且根据中医"内外合一，中以候中"的原理，鼻部位于面部正中，集五脏之精气，其根部主心肺，周围候六腑，下部应生殖。因此，明堂及四周的色泽，可以反映五脏六腑的变化，预测疾病发展及转归。

鼻是人体脏腑组织的缩影

　　中医认为，鼻上端连于额部，名颎（又名山根、下极、王官），前面下端尖部高处，名鼻尖（又名准头、面王）；鼻尖两旁圆形隆起为鼻翼（又名方上）；额至鼻尖隆起为鼻梁（名直下、天柱、鼻柱）；鼻之下部为鼻孔。

鼻是脏腑组织的缩影，各脏腑组织在鼻部都有一定的相应部位。这些部位系统地、有选择地反映了脏腑组织的生理、病理状况。正如《灵枢·五色》所说："庭者，首面也；阙上者，咽喉也；阙中者，肺也；下极者，心也；直下者，肝也；肝左者，胆也；下者，脾也；方上者，胃也；中央者，大肠也；挟大肠者，肾也；当肾者，脐也；面王以上者，小肠也；面王以下者，膀胱子处也。"《石室秘录》则认为两目之间为明堂，属心部；明堂下面，鼻的中端为肝部；肝部两侧为胆部；鼻尖为脾部；鼻翼为胃部；两颧上方为肾部；肾部上方为大肠部；肝胆位下，鼻的两侧为小肠部；肺部上为咽喉；颈上方为头面，心位两旁，为膻中，人中为膀胱；三焦无部位，分别附属于肺、肝、膀胱的部位。

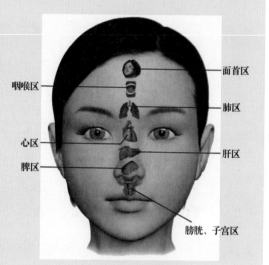

面首区
咽喉区
肺区
心区
脾区
肝区
膀胱、子宫区

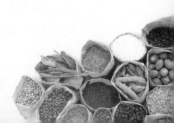

第四章　鼻部诊病

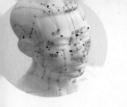
第二节　鼻子与身体疾病的关系

鼻部位于面部中央，集五脏之精气，鼻子从形态到颜色无不反映了内在脏腑的健康状况，我们可以通过观察鼻的色泽、形态变化等来诊断疾病，确定其预后。

鼻色变化与疾病的关系

正常人的鼻色明亮、红润，为健康色。若见鼻色晦暗、赤红、青紫均为病色。常见的鼻色变化与疾病的关系如下：

● 鼻头色赤：鼻头色赤为肺脾实热，鼻头微赤为脾经虚热；鼻孔内缘赤红，兼见鼻中隔溃疡，多患梅毒。鼻孔外缘红，是肠内有病的表现，多数肠内有寄生虫。此外，妇女鼻翼部见于赤色者，多为妇科疾病，如月经不调、闭经。

● 鼻部色黄：表示里有湿热，如面目俱黄，是黄疸，见于急性黄疸性肝炎。

● 鼻部色白：多见气血两虚，为贫血表现；若鼻尖色白而有白色粟粒小突起，常有经期延后，经色淡而量少。

● 鼻头色青：疼痛的征象，往往是腹部剧痛；若鼻尖色青而又有红色粟粒样小突起，是肝胆火旺或下焦湿热，或内分泌不调。妇女为经血暗红而量多，小腹呈持续性坠痛；色青黄者，多见于淋症患者。

● 鼻部色黑：水气为患，多见胃病；男子鼻翼部出现黑色，下连人中，多见腹痛及阴茎、睾丸抽痛；妇女鼻翼色黑，见月经不调或痛经。若鼻黑如烟熏者，表示病情危重。

● **鼻尖色蓝**：鼻尖部呈紫蓝色者，为患心脏病的征象。

鼻部色诊在疾病诊断中非常重要

色诊属中医"望诊"的范畴，是通过观察颜面五官气色变化了解病情的诊断方法。它是中医的独特诊法，为历代中医学家所重视，在中医望诊中的地位可见一斑。

鼻部是人体面部重要的器官之一，也是全息现象最完整、最明显的代表部位之一，鼻部色诊即根据鼻部不同部位的色泽变化，来诊断病症的发生。鼻部色诊在疾病的诊察中是非常重要的。我国的传统医学也有相关的论述，《灵枢·邪气脏腑病形》说："十二经脉，三百六十五络，其血气皆上于面而走空窍。"这就是通过观察面部颜色的变化，来达到诊断病症的目的。

鼻部的颜色变化通常为红色、黄色、白色、青色、黑色、蓝色以及棕色等，根据中医鼻诊的理论，不同的色调即是不同疾病的反应。

山根色诊的原理

山根，又称"下极"，位于鼻根部，两目内眦之间。根据《黄帝内经》"中以候中"的原理，山根部位正好候心。山根位于两目内眦之间，由于手少阴心经脉"还目系"，手太阳小肠经脉到达目内眦，心又与小肠经脉相表里，其经气均能上达目内眦间。因此，山根的色泽变化最能反映心气的存亡，通过临床观察发现，很多的心脏病人山根部均显现白色，心阳虚时尤甚。在心血瘀阻时轻则现青色，重则紫暗。

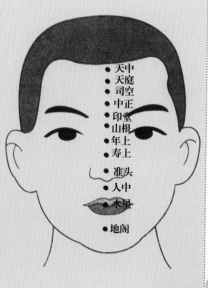

天中
天庭
司空
中正
印堂
山根
年上
寿上
准头
人中
水星
地阁

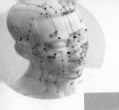

需要说明的是：山根色诊的方法尤其适用于4岁以下的孩子。因为幼儿的肌肤与成年人不同，比较薄弱，身体内部的疾病较容易显示于外。如小儿山根青灰表示心阳不足；色青可能会发生惊风；发暗又可能出现厥气等。总之，山根色诊对心脏及小儿临床观察极有价值，应加以研究及发展。

健康的鼻形

鼻子位于面部中央，向前隆起呈长三角形锥体状，对构成容貌起重要作用。在形态上，个体差异较大，因种族不同也会有很大的差异。中国人颜面较纤巧。以男性鼻梁近似笔直，女性微呈凹弧，鼻尖微翘者为美。

鼻子的形态主要由外鼻决定，外鼻呈锥体形，分为鼻根、鼻梁和鼻尖三部分。鼻根部位，是由两块鼻骨和上颌骨鼻突所构成；鼻梁部位于鼻根部和鼻尖部中间，由两块鼻软骨构成；鼻尖部主要由两块鼻翼软骨所构成。一般正常人的鼻子大小适中，鼻梁直，外观漂亮，呈隐隐的红黄色，较明润。

在医学理论上，依鼻子的形态来判断一个人的身体状况，一般来说，只要鼻子的外形端正，没有异常颜色，没有明显的畸形，都是正常的、健康的表现。

根据鼻形能诊断

前面已经讲到鼻的各部与内脏相应，当内脏发生疾病后，其相应的部位就会有所反映，如色泽变化等。而鼻的形态发生改变，也能反映出内脏的病理变化。

① 鼻尖小而薄者，这种人的呼吸器官和生殖系统容易患病。

② 看鼻孔的下缘，鼻孔大的人气管不好，是支气管过细的表现。

③ 鼻子大而硬者，可能有动脉硬化，或胆固醇太高，心脏脂肪积累太多。

④ 鼻子发生肿块，表示胰腺和肾脏有毛病。

⑤ 鼻尖红肿，心脏可能肿大。

⑥ 鼻部出现碎小疙瘩，形如黍屑，色赤肿痛，破后出白色粉汁，为肺经血热壅滞。

⑦ 鼻梁垮塌如鞍鼻，伴有湿糜、溃烂，为梅毒。

⑧ 鼻根部出现静脉怒张，显示有肠内瘀血。

外鼻肿胀

外鼻肿胀是鼻在形态上的变化之一，是某种疾病的反映。

依据中医理论，外鼻肿胀是邪气实正气衰的表现。邪正盛衰是指在疾病过程中，致病邪气与机体正气之间的盛衰变化，决定着病机的虚或实，从中可以看出疾病的发展变化。在疾病的发生、发展及其转归的过程中，邪正的消长盛衰不是不变的，在一般情况下，正盛邪退，疾病则趋向于痊愈或好转；邪盛正衰，疾病则趋向于恶化，甚则可以导致死亡。

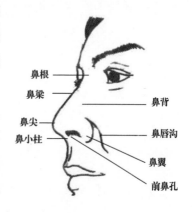

另外，外鼻肿胀也可能是由于外伤而引起的鼻部形态特征。

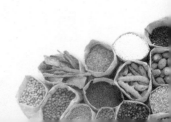

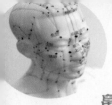

鼻疳

依据中医理论，如内热过多，风热客于肺经，长时间蓄积，则会导致疳证。在临床诊断中，鼻疳会导致鼻窍出现异常。

鼻疳是指鼻前孔附近皮肤红肿、糜烂、结痂、灼痒，有经久不愈、反复发作的特点，为鼻科较常见之病，相当于西医的鼻前庭炎。以小儿为多见。鼻疳发病与肺、脾关系比较密切，多因外感风热之邪，或鼻疾脓涕浸渍鼻前孔肌肤，外邪引动肺热而发，或因小儿乳食不调，久病虫疾，致使脾胃不健，运化失职，湿浊内停，湿热上犯而致。小儿脏腑娇嫩，易因脾虚湿滞而致病。湿热循经上蒸，壅结鼻窍，腐蚀肌肤，则鼻窍肌肤糜烂潮红，湿浊灼腐肌肤，久积黄浊厚痂，故流溢脂水，结黄浊厚痂；因湿性黏滞不易速去，湿热伏留不散，故病情缠绵，反复发作。

鼻疳总的治疗方法是清肺清脾，可以内服中药，药渣再煎水热敷局部。另外，病人要注意，不可因痒或结痂而用手指挖鼻，有结痂者要待其自脱，以免加重病情，延长病程。饮食上忌食辛辣炙烤及腥荤发物等，对小儿尤应注意调节饮食。

鼻内肌膜出现不适

依中医理论，鼻内肌膜出现肿胀主要是由肺脾气虚、寒湿之气在鼻窍滞留而形成的。这是某些鼻部疾患的反映。

医学上，这种症状见于萎缩性鼻炎。鼻炎是一种发展缓慢，以鼻黏膜、骨膜及鼻甲萎缩，嗅觉消失，鼻腔内有结痂形成为特征的鼻病。本病可分为原发性和继发性两种，原发性病因不明，可能与遗传因素、营养不良、代谢紊乱、内分泌失调等有关；继发性多由局部因素或多次鼻腔手术所引起。

鼻痔也可导致鼻内肌膜肿胀。按中医的说法，发生于鼻腔内的赘生物称"鼻痔"，现代医学称为"鼻息肉"。鼻息肉是一种常见鼻病，多发于20～30岁的年轻人。因为其形状像息肉，故称为"鼻息肉"，其外观很像肿瘤，但不是真正的肿瘤，而是鼻腔和鼻窦黏膜极度肥厚水肿形成的。

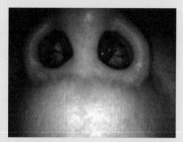

鼻内外生有小颗粒

在鼻的内外生出很小的颗粒，有麻或痒之感，中医认为，这是肺经风热的表现。由肺经风热引发的鼻部疾患主要表现为鼻渊。

鼻渊是指以鼻流浊涕，如泉下渗，量多不止为主要特征的鼻病。常伴头痛、鼻塞、嗅觉减退、鼻窦区疼痛，久则虚眩不已。现代医学认为，本病是鼻窦黏膜的化脓性炎症，最多见的为发生于感冒、急性鼻炎之后。此外，过敏性体质及全身性疾病如贫血、流感等亦可导致本病的发生，邻近病灶感染，如扁桃体、腺样体肥大，某些磨牙根部感染及鼻部外伤，异物穿入鼻窦，游泳时跳水姿势不当（如立式跳水），污水进入窦内等直接伤及鼻窦，均可引起感染。还有如鼻中隔偏曲、中鼻甲肥大、鼻息肉、肿瘤等鼻腔疾病，妨碍鼻窦通气引流亦可引发本病。

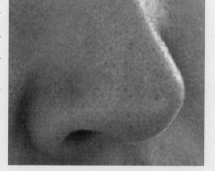

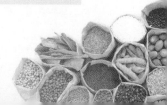

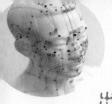

出现鼻柱麻木疼痛的现象

鼻柱麻木而疼痛，是疾病的反应，鼻疽患者就会出现此种症状。鼻疽属于人畜共患病，其病原体是不运动的革兰阴性鼻疽假单胞菌，主要引起马、驴、骡等牲畜得病。人对鼻疽十分易感，主要是接触感染动物致病的。病的体征是在鼻腔、喉头、气管黏膜或皮肤形成特异的鼻疽结节、溃疡或瘢痕，在肺脏、淋巴结或其他实质性器官产生鼻疽结节。可通过病原学及血清学方法进行诊断。

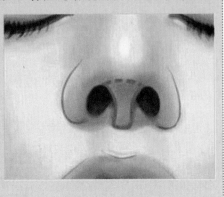

另外，疠风也会导致鼻部麻木而疼痛。疠风，俗名"大麻风"。因感触暴厉风毒，邪滞肌肤，久而发作。初起先觉患部麻木不仁，次发红斑，继则肿溃无脓，久而蔓延全身肌肤而出现眉落、目损、鼻崩、唇反、足底穿等严重症候。

鼻子出现糜烂可能是梅毒

中医鼻诊中，如鼻窍糜烂，鼻黏膜上出现暗红色的斑疹和杨梅痘，随着病情的不断发展，而导致鼻准萎缩，鼻梁垮塌，可能是梅毒的信号。

梅毒是由苍白螺旋体，即梅毒螺旋体引起的一种慢性性传播疾病。可以侵犯皮肤黏膜及其他多种组织器官，可有多种多样的临床表现，病程中有时呈无症状的潜伏状态，病原体可以通过胎盘传染给胎儿而发生胎传梅毒。梅毒的危害是巨大的，梅毒螺旋体结构变异、产生抗药性，进一步增加了治愈的难度。同时，螺旋体变异后，毒性增强，对身体器官的损伤程度加重，而且变异后病情发展迅速，对身体的致残率增加，会危及患者的生命。

鼻疮的症状

　　鼻疮指鼻孔内刺疼，色红，甚则鼻毛脱落，干燥易结痂，多由肺热引起。《医宗金鉴》认为："由肺经壅热，上攻鼻窍，聚而不散，致成此疮。"治宜清热解毒，可服黄连解毒汤加紫花地丁等。反复发作者，可用六味地黄汤加减，也可外涂黄连膏。

　　本病有急性和慢性两种。急性者自觉鼻孔灼热疼痛，鼻孔皮肤红肿，尤以外侧为著，可覆有干痂，触摸会很痛。慢性者鼻孔干痒热痛，局部皮肤粗糙开裂，鼻毛脱落或有干痂，会反复发作。

　　本病在预防及护理上是十分关键的，平时要养成较好的生活卫生习惯，禁止挖鼻，成年人禁拔鼻毛；多涕儿童及鼻炎患者要注意经常擦净鼻涕，使鼻腔保持通畅及干净；积极治疗一切鼻腔病；禁止用肥皂水洗患处。

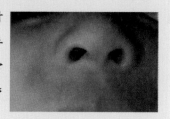

鼻头长痘

　　从皮肤角度来看，容易长痘痘的肌肤，其角质抵抗力也比较弱，一旦接触到刺激物质影响，都会促使肌肤的新陈代谢加快，角质便容易堆积，阻塞毛孔。当毛孔阻塞后，

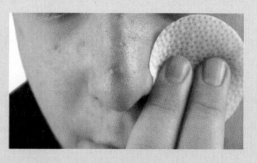

还未成熟的角质细胞因新陈代谢的加快而被推到肌肤表面，造成干燥、粗糙的肌肤，又接触到外在刺激等影响后，造成痘痘生成。

　　从身体内部角度来看，鼻头长痘的原因可能是胃火大，消化系统异常等。

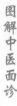

鼻头很红

鼻子具有帮助进入体内的冷空气加温的作用。当天气变冷的时候，鼻头会容易变得红红的，这就是因为鼻腔内的血液全部集中到了鼻头，以便迅速将吸入的冷空气加温的缘故。

吃辛辣的食物或是挖鼻孔过度时，也会刺激鼻子发红，不过这些都只是暂时的现象。

有的人无论在什么情况下鼻头总是红红的，我们称为"酒糟鼻"。酒糟鼻又名"玫瑰痤疮"，是一种发生于面部中央部分以红斑和毛细血管扩张为主的慢性疾病。

此外，在饮酒过量而造成肝脏负荷过重的人身上，也可经常看到鼻头发红的状况，这是体内为了分解酒精而将血液滞留于肝脏所产生的微血管扩张导致的。

鼻甲肥大

鼻甲肥大是指鼻甲长期受到炎症的刺激引起鼻甲黏膜水肿，导致鼻腔阻塞。鼻甲肥大一般由慢性单纯性鼻炎发展而来，黏膜上皮纤毛脱落，变为复层立方上皮，黏膜下层由水肿继而发生纤维组织增生而使黏膜肥厚，久之，可呈桑葚状或息肉样变，骨膜及骨组织增生，鼻甲骨骨质也可呈肥大改变。

除此之外，慢性鼻窦炎、慢性扁桃体炎等也会出现鼻甲肥大。由于患者平时不讲究卫生，生活环境空气污浊，导致有毒物质衍生，鼻甲肥大也会出现。

鼻甲肥大的治疗方法有手术、微波以及射频消融术，本病手术操作简单、无须住院。在日常生活中，要注意保暖，尽量减少感冒，因为长期的感冒会导致慢性鼻炎，而鼻甲肥大往往都是由于慢性鼻炎引发的。

第三节　从呼吸看健康

呼吸过程

　　人的呼吸过程包括三个互相联系的环节：一是外呼吸，包括肺通气和肺换气；二是气体在血液中的运输；三是内呼吸，指组织细胞与血液间的气体交换。

　　正常呼吸是比较均匀、规则、无声、不费力的，一般是在无意识中进行，但有时也可随意识改变深度和频率。正常呼吸的频率是16~20次／分，呼吸与脉搏之比为1∶4。男性、儿童以腹式呼吸为主，女性以胸式呼吸为主。

　　呼吸具有一些生理变化：婴幼儿呼吸频率较成年人快，但老年人稍慢；同年龄女性快于男性；其他活动如情绪激动、环境温度升高时，均可使呼吸增快；休息和睡眠时呼吸较慢。

潮式呼吸

　　潮式呼吸又称"陈-施呼吸"，是一种周期性的呼吸异常。

　　潮式呼吸的特点是开始时呼吸浅慢，以后逐渐加快加深，达高潮后，又逐渐变浅变慢，而后呼吸恢复正常数秒（5~30秒）后，再次出现上述状态的呼吸，如此周而复始，其呼吸运动呈潮水涨落般的状态，故称"潮式呼吸"。

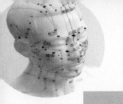

潮式呼吸发生机理：当呼吸中枢兴奋性减弱时，呼吸减弱至停，造成缺氧及血中二氧化碳潴留，通过颈动脉体和主动脉体的化学感受器反射性地刺激呼吸中枢，引起呼吸由弱到强，随着呼吸的进行，二氧化碳排出，使二氧化碳分压降低，呼吸再次减弱至停止，从而形成周期性呼吸。这种呼吸常见于脑溢血、颅内压增高的病人。

根据呼出的异常气味可诊断疾病

健康的人与患病的人呼出的气体是不一样的，所以在临床实践中，医生往往会根据人体呼出的气体气味特点来诊断相应的疾病。

如呼出的气体为腥臭味，类似于我们平常所说的"口臭"。牙龈炎、牙周炎、龋齿等都可能导致口臭的发生。此外，一些鼻腔疾病（如鼻炎、鼻窦炎、鼻腔肿瘤）和呼吸道疾病（如支气管扩张、肺脓肿）等也会引起口中发出腥臭的气体。

❶ 如呼出的气体为鼠臭味，即肝臭味，这是患有肝功能衰竭的病人的症状表现。

❷ 如呼出的气体为尿臊味，临床诊断多为尿毒症。

❸ 如呼出的气体为大蒜味，则可能为磷中毒；如为酸馊味，多为幼儿因各种原因引起的消化不良。

间停呼吸

间停呼吸，又称"毕奥呼吸"。其表现为呼吸和呼吸暂停现象交替出现。常常是有规律地呼吸几次后，突然暂停呼吸，周期长短不同，随后又开始呼吸，如此反复交替出现。间停呼吸同潮式呼吸一样，为呼吸中枢兴奋性显著降低的表现，但比潮式呼吸更为严重，多在呼吸停止前出现。

间停呼吸在临床上多发生于中枢神经系统疾病，多因颅内病变而导致的各种疾病，如脑炎、脑膜炎、颅内高压及某些中毒现象。颅内发生的病变占据了颅腔内固定的容量，而对颅内组织产生挤压，或对血管、硬脑膜也产生一定的影响，从而导致疾病的发生。随着病变的不断发展，本病也会不同程度地加重。所以，近年来，医学上对颅内病变进行了更多的关注，研究也取得了一定的成果。

呼吸时鼻孔张缩异常

呼吸时，鼻孔张缩异常，并且在吸气时，鼻孔会开大，这是疾病在鼻部的反应。大叶性肺炎患者往往会出现呼吸时鼻孔张缩异常的现象。本病主要是由肺炎链球菌引起，病变累及一个肺段以上组织，以肺泡内弥漫性纤维素渗出为主的急性炎症。

支气管哮喘是一种可以导致呼吸时鼻孔张缩异常的常见病，是由多种细胞参与的慢性气道炎症。在易感者中此种炎症可引起反复发作的喘息、气促、胸闷和咳嗽等症状，多在夜间或凌晨发生。

还有一类哮喘是心脏疾病所引起的，称"心源性哮喘"。心源性哮喘也会使患者在呼吸时出现鼻孔张缩异常的症状。这类病人通常是由冠心病、风湿性心脏病、心肌病或高血压病等发生引起的哮喘。这种哮喘常在夜间发作，多在睡熟后1～2小时突然发生呼吸困难。病人会因为憋气而突然惊醒，被迫坐起来喘气、咳嗽。

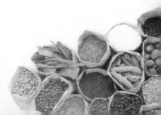

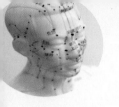

第四节　嗅觉的秘密

致嗅觉障碍的原因

　　嗅觉是具有气味的微粒（嗅素）随吸入气流进入鼻腔，接触嗅区黏膜，溶于嗅腺的分泌物中，刺激嗅细胞产生神经冲动，经嗅神经、嗅球、嗅束传至皮质中枢所产生的感觉功能。当因为某种原因导致无法形成正常嗅觉功能时即称为"嗅觉障碍"。

●产生嗅觉障碍的原因有：

① 机械性嗅觉下降：包括各种原因引起的鼻塞，如鼻炎、鼻窦炎、鼻息肉、鼻窦肿瘤等，鼻塞使气味不能到达引起嗅觉的鼻腔相应部位，多为一侧，也可以为双侧。

② 神经性嗅觉下降：药物、毒物、有害气体损伤嗅区黏膜、嗅神经和老年性的嗅觉退变。

③ 癔症性嗅觉下降多为一贯性出现。

④ 幻嗅多是一种精神性疾病的表现。

⑤ 嗅觉过敏，即轻微的气味闻起来却十分强烈，可由嗅神经炎或者由神经症引起。

⑥ 恶臭，即闻到臭味，可以出现在鼻窦炎、鼻腔异物或者神经病变的病人中。

嗅觉减退

嗅觉减退是帕金森病的常见症状，在70%～90%的帕金森病患者中存在。更重要的是，嗅觉减退往往是帕金森病常见症状，如震颤、动作迟缓等运动症状出现前3～7年即已表现出来，是目前最被重视、最具应用前景的帕金森病早期预警信号。现在有多种嗅觉检测方法可以检测出嗅觉减退或丧失，方法简便易行，可以很好地用于帕金森病的早期筛查。当然，嗅觉减退在其他疾病症状中也存在，接受检测者先要排除鼻炎等常见疾患，还要评估其他也可能出现嗅觉减退的疾病（如阿尔茨海默病、精神分裂症）的可能。

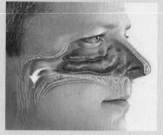

因此，中老年人如果新近出现了嗅觉减退，并且经过嗅觉检测证实，但无法以其他原因来解释，则需要考虑是早期帕金森病的可能，建议去正规医院神经专科做进一步检查。

嗅觉倒错

嗅觉在人体生理功能中起着重要的作用。人的嗅觉能辨别数万种气味，通过对不同气味的辨别，人们加深对事物性质的认识，更好地为人类自身服务。嗅觉异常，常常是某些疾病的表现。嗅觉倒错是嗅觉异常的一种表现。

嗅觉倒错是把一种明显的气味误认为是另一种气味，如将臭气错认为是香气，或无臭气认为有臭气。嗅觉倒错与嗅觉减退不同，前者是一种定量改变，后者则是定性改变。

嗅觉倒错常见于头部外伤、脊髓结核、精神病、癔症、神经衰弱等病人，以及服用某些药物，如氨基比林等，常会出现嗅觉倒错。另外，一些原来嗅觉丧失的患者，进入恢复期也会出现嗅觉倒错。

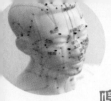

嗅觉过敏

嗅觉过敏是指对嗅气味刺激敏感性增加，是嗅觉障碍的一种临床表现。往往多见于一些神经过敏体质和颅内压增高的病人。

医学上一般将容易发生过敏反应和过敏性疾病的体质，称为"过敏体质"。具有过敏体质的人神经系统的感觉功能异常敏锐，患者常会有呼吸系统类的疾病，出现气喘、咳嗽症状；眼睛瘙痒或红肿；消化系统类疾病，则可能产生腹痛、恶心、呕吐、腹泻等症状。

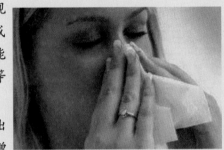

一些颅内压增高患者也会出现嗅觉过敏的现象。颅内压增高是临床常见的许多疾病共有的一种症候。头痛、呕吐、视神经乳头水肿是颅内压增高的三主症，此外还会有头晕、耳鸣、烦躁不安、嗜睡、癫痫发作，生命体征较明显。

失嗅

人的嗅觉能辨别数万种化学气味。而嗅觉异常，不但会给生活带来很多不便和困惑，而且它还常常是某些疾病侵入体内的信号。当嗅觉通路的任何一点发生故障，就会出现嗅觉减退或丧失，就像一根电话线，无论哪一端出现故障，另一端都得不到信号。

气流在到达鼻腔的过程中受阻，使气体不能接近嗅区，会导致失嗅，常见于感冒和急性鼻炎。如神经末梢被破坏，其感知气味的功能就会受到影响，常见于颅骨骨折、脑膜炎、脑肿瘤等疾病。病毒的感染也会导致失嗅，如头外伤、颅内手术感染均可发生嗅觉丧失。其中，头外伤是年轻人嗅觉丧失的主要原因；另外还有先天性的嗅觉丧失，可见于男性性腺功能减退或发育不足的患者。

幻嗅

幻嗅是又一种嗅觉障碍，和幻听一样，其实是一种幻觉，没有外界环境的刺激就产生的一种虚幻。幻嗅多见的是一些使患者不愉快的难闻气味，如腐烂食品、烧焦物品、化学药品的气味。

产生幻嗅的往往是患有精神分裂症、颞叶癫痫和抑郁症的人群。这类患病人群大多有严重的心理障碍，患者的认识、情感、意志动作行为等心理活动均可出现持久明显的异常。

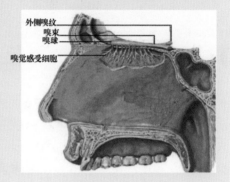

外侧嗅纹
嗅束
嗅球
嗅觉感受细胞

除上述疾病与幻嗅有着一定的关系外，一些正常人，在特殊的环境和自身状态异常下，也会出现幻嗅，如极度的疲劳、恐惧、寒冷、饥饿，因精神状态不佳而出现失眠，以及某种药物的作用。

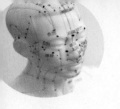

第五节　鼻内分泌物的信息

鼻涕带血要谨防鼻咽癌

鼻咽癌是鼻部的严重疾病，由于鼻咽位置隐蔽，不易检查，同时其早期症状缺乏规律性的特征，因而容易被人们忽视，延误诊断和治疗。

一般来说，鼻咽癌患者在临床上的症状首先表现为出血，主要是鼻出带血鼻涕。开始常为少量血丝，容易被忽视，及至出血量较大时，往往病变已入中、晚期。所以，这也警示我们，如果鼻涕带血，一定要格外地留意，它往往是鼻咽癌发生的前兆。

鼻咽癌还有一明显症状为头痛，早期头痛现象是单侧性的，且呈间歇性，晚期则出现持续性剧烈头痛，容易被误认为神经性偏头痛。颈部淋巴结肿大也是鼻咽癌引发的症状之一，表现为一侧或双侧颈部出现肿块，质较硬，活动度差，常易被误认为淋巴结核或淋巴结炎。

有的人容易流鼻血

当人处于紧张状态时，除了容易流鼻血之外，还会伴有眼睛充血、不易入睡、感觉不舒服等症状。

流黄绿色鼻涕

流黄绿色鼻涕是萎缩性鼻炎患者的主要症状之一。

萎缩性鼻炎又称"臭鼻症"，是一种发展缓慢的鼻腔萎缩性炎症，其特征为鼻腔黏膜、骨膜和骨质发生萎缩。严重而伴有典型恶臭者，称"臭鼻症"。本病多始于青春期，女性较男性多见。本病可分原发性和继发性两种，原发性病因不明，可能与遗传因素、营养不良、代谢紊乱、内分泌失调等有关；继发性多由局部因素或多次鼻腔手术所引起。除流黄绿色鼻涕外，其临床表现还有鼻及鼻咽部干燥感、鼻塞、鼻出血、鼻内脓痂多、嗅觉障碍、呼气恶臭、头痛、头昏等。

萎缩性鼻炎在护理方面应做到：改善生活、工作环境，经常接触粉尘及化学气体的工作人员应戴口罩；忌烟酒及辛辣食物；冬天烤火，火炉上放上水壶，不加壶盖，让蒸汽尽量蒸发以湿润空气等。

引发黄脓性鼻涕的病症

黄脓性鼻涕主要是由感冒、慢性鼻炎、鼻窦炎引起。感冒是因外邪侵袭人体所引起的以头痛、鼻塞、鼻涕、喷嚏、恶风寒、发热、脉浮等为主要临床表现的病症。感冒全年均可发病，但以冬春季节为多。

患慢性鼻炎的人也会流黄脓性的鼻涕。如其中的慢性单纯性鼻炎多涕常为黏液性或黏脓性，偶成脓性。脓性者多于继发性感染后出现，而慢性干燥性鼻炎鼻涕稠厚，多呈黏液性或黏脓性。由于鼻涕后流，刺激咽喉致咳嗽、多痰。

另外，流黄脓性鼻涕的患者还可能为鼻窦炎患者。鼻窦黏膜是受到细菌感染产生脓汁流入鼻腔内而引起的。本病相当于中医学"鼻渊"等范畴，其病是外感风寒、肺经风热、胆腑郁热、脾经湿热、肺脾气虚等所致。

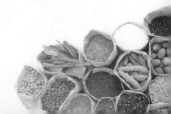

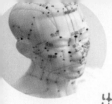

出现白黏液鼻涕的疾病

白黏液鼻涕常见于慢性鼻炎，本病主要表现是鼻塞和鼻流涕增多。鼻塞多为两侧间歇性或左右交替，有时为持续性，平卧时加重，侧卧时下侧较重。鼻塞严重时，可伴有鼻音、嗅觉减退、头昏头胀、咽部干痛。

慢性鼻炎是鼻腔黏膜和黏膜下层的慢性炎症。表现为鼻黏膜的慢性充血肿胀，称"慢性单纯性鼻炎"。若发展为鼻黏膜和鼻甲骨质的增生肥厚，称"慢性肥厚性鼻炎"。导致其发病的原因有：急性鼻炎反复发作或治疗不彻底，这是慢性鼻炎的主要致病原因；邻近病灶，如慢性化脓性鼻窦炎、慢性扁桃体炎及腺样体肥大等长期刺激和影响的结果；鼻腔用药不当或用药时间过长；长期接触粉尘、水泥、烟草、煤炭、面粉、化学气体以及温度变化较大的从业人员，较易患慢性鼻炎。

引起鼻子出血的疾病

鼻甲及鼻旁窦在鼻腔外侧，其中血管极其丰富，另外，大量血管汇聚在鼻腔的后方，医学上称为"鼻咽血管丛"。由于鼻腔黏膜表面没有皮肤覆盖，血管大都较表浅，因此容易受损而出血。

鼻出血是多种疾病的常见症状，又称"鼻衄"。出血在鼻腔的任何部位都可发生，但常见于鼻中隔前下区。导致鼻出血的原因较复杂，其中局部原因有外伤、气压性损伤、鼻中隔偏曲、炎症、肿瘤，其他的一些鼻腔异物、鼻腔水蛭，可引起反复大量出血。高原地区的温度较低，干燥性鼻炎较为常见，这也是地区性鼻出血的重要原因。全身性疾病引起鼻出血主要有血液疾病、急性传染病、心血管疾病、维生素缺乏、化学药品及药物中毒、内分泌失调等。

清水样鼻涕

清水样鼻涕，鼻涕稀薄透明如清水，这种症状多见于风寒感冒或急性鼻炎早期和过敏性鼻炎发作期的病人。

风寒感冒，其起因通常是劳累，没休息好，再加上吹风或受凉所致。风寒感冒通常秋冬发生比较多，其症状为：后脑疼痛，脖子的正常活动受限；怕寒怕风；鼻涕是清涕，白色或稍微带点黄。

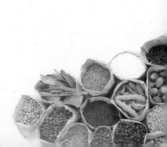

急性鼻炎是鼻黏膜的急性炎症，其临床症状表现为初期有鼻内干燥、烧灼和痒感，继有打喷嚏、流大量清鼻涕、鼻塞、嗅觉减退等。

过敏性鼻炎又称"变应性鼻炎"，是鼻腔黏膜的变应性疾病，可引起多种并发症。喷嚏、鼻痒、流涕和鼻塞是其最常见的四大症状。

另外，头颅外伤或鼻部术后也可出现这种清水鼻涕。如清水鼻涕为均匀速度滴出时，要想到有脑脊液鼻漏的可能性，应及时请神经外科医生诊治。

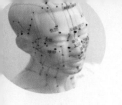

第六节　看鼻知健康

流鼻涕

　　流鼻涕是指从鼻孔内流出分泌物。从流出鼻涕的性质，临床可分为"清涕""白黏涕""黏脓涕""黄脓涕""脓血涕""臭涕"等多种。

养生建议

　　① 对于风寒引起的流鼻涕，治疗时应辛温解表，疏风散寒，药方用葱豉汤加味。

　　② 对于风热引起的流鼻涕，治疗时应辛凉解表，疏风清热通窍，药方选苍耳子散加减。

　　③ 对于体内湿热引起的流鼻涕，治疗时应清热利湿通窍，湿重于热者利湿兼以清热，用加味四苓散；热重于湿者以清热为主，兼以利湿，可用黄芩滑石汤。

　　④ 对于气虚引起的流鼻涕，治疗时当根据不同情况区别对待：肺气虚者，治疗时应益肺固表，药方选玉屏风散合苍耳子散；肺脾两虚者，治疗时应补肺健脾益气，药方选补中益气汤。

▶ **症状**

头痛发热；打喷嚏；倦怠乏力；流鼻涕。

▶ 面诊

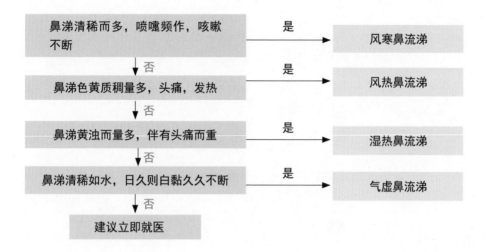

鼻涕清稀而多，喷嚏频作，咳嗽不断	是 →	风寒鼻流涕
↓否		
鼻涕色黄质稠量多，头痛，发热	是 →	风热鼻流涕
↓否		
鼻涕黄浊而量多，伴有头痛而重	是 →	湿热鼻流涕
↓否		
鼻涕清稀如水，日久则白黏久久不断	是 →	气虚鼻流涕
↓否		
建议立即就医		

▶ 治疗方法

飞扬穴具有清热安神、舒筋活络的功效。按摩此穴，可以治疗流鼻涕、鼻塞。还可以治疗头痛、目眩、腰腿疼痛等疾病。

▶ 穴位定位

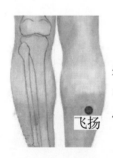

位于小腿后外侧，外踝尖与跟腱水平连线中点，直上7寸，当腓骨后缘处。

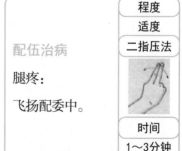

配伍治病

腿疼：

飞扬配委中。

程度
适度
二指压法
时间
1～3分钟

养生食谱

材料：人参15克，荆芥10克，细辛3克，桔梗10克，诃子6克，煅鱼脑石15克，甘草10克。

做法：上述材料用水煎服，每两日1剂，亦可适当调整用量作丸、散服用。

功效：通利鼻窍，可预防伤风，可治疗鼻尖青紫、鼻流清涕及窒塞不通。

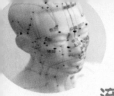

流鼻血

鼻子流血，即鼻中流血。从病因来看，有饮酒嗜辛辣食物史者多为胃火引起的鼻子流血；有情志因素者多为肝火引起的鼻子流血；由劳累诱发者多为脾虚、肾虚引起的鼻子流血；有大失血者常转为阴竭阳脱引起的鼻子流血。

养生建议

❶ 对于风热壅肺引起的鼻子流血，治疗时应疏风清热，药方用桑菊饮加丹皮、茅根等来清热凉血。

❷ 对于胃火炽盛引起的鼻子流血，治疗时应清胃泻火，药方用三黄泻心汤加减。

❸ 对于肝火犯肺引起的鼻子流血，治疗时应清肝泻火，药方用犀角地黄汤加龙胆草等，或用蓁龙汤。

❹ 对于肾阴虚损引起的鼻子流血，治疗时应滋阴降火，药方用知柏地黄汤加茅根、旱莲草、阿胶等。

▶ 症状

鼻干燥疼痛；鼻子流血；咽喉痛。

▶ 面诊

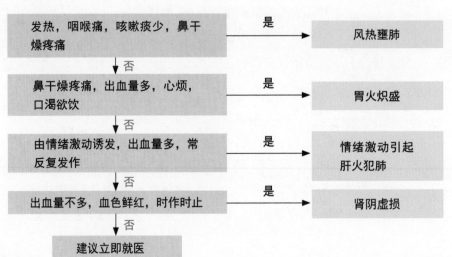

发热，咽喉痛，咳嗽痰少，鼻干燥疼痛	是 →	风热壅肺
否 ↓		
鼻干燥疼痛，出血量多，心烦，口渴欲饮	是 →	胃火炽盛
否 ↓		
由情绪激动诱发，出血量多，常反复发作	是 →	情绪激动引起肝火犯肺
否 ↓		
出血量不多，血色鲜红，时作时止	是 →	肾阴虚损
否 ↓		
建议立即就医		

▶ 治疗方法

迎香穴可通窍活络、止血。按摩此穴，可治疗鼻出血，还可治疗鼻塞、鼻炎、面部神经麻痹等。

▶ 穴位定位

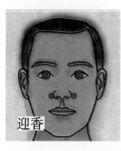

迎香

正坐，双手轻握拳，食指、中指并拢，中指指尖贴鼻翼两侧，食指指尖所在的位置即是该穴。

配伍治病	程度
急慢性鼻炎：	适度
迎香配印堂、合谷。	二指压法
面部神经麻痹、面肌痉挛：	
迎香配四白、地仓。	时间
	1~3分钟

养生食谱

材料：300克新鲜莲藕，白糖适量。

做法：将莲藕清洗干净之后磨烂，然后将其汁液挤出50~100毫升，每50毫升加入适量的白糖进行炖煮之后饮用即可。

功效：能达到清热解暑、凉血止血的功效。

鼻子上生疮

鼻子上生疮是指鼻前孔附近皮肤红肿、糜烂、结痂、灼痒，有经久不愈、反复发作的特点。《医宗金鉴·外科心法要诀》中说："鼻疳者，因疳热攻肺而成，盖鼻为肺窍，故发时鼻塞赤痒，疼痛浸淫溃烂，下连唇际成疮，咳嗽气促，毛发焦枯也。"

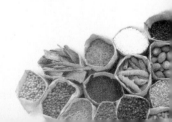

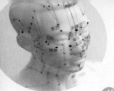

养生建议

① 对于肺经蕴热、邪毒外袭引起的鼻子生疮，应内外兼治。内治：宜清热泻肺、疏风解毒，可选用黄芩汤加减。若焮热痛甚者，加黄连、丹皮以助清热解毒与凉血止痛之力，亦可选用银翘散和泻白散加减。外治：内服中药，药渣再煎，湿热敷局部。或用漆大姑、苦楝树叶、桉树叶各30克，煎水洗患处。

② 对于脾胃失调、湿热郁蒸引起的鼻子生疮，也应内外兼治。内治：宜清热燥湿，解毒和中，可选用萆薢渗湿汤加减。外治：可用明矾3克，生甘草10克煎水洗涤，以清洁、消毒、敛水。糜烂久不愈者，用瓦松适量，烧灰存性，研末，撒布患处，以燥湿敛疮。

▶ 症状

鼻子痒痛；鼻孔灼热干燥；鼻子糜烂。

▶ 面诊

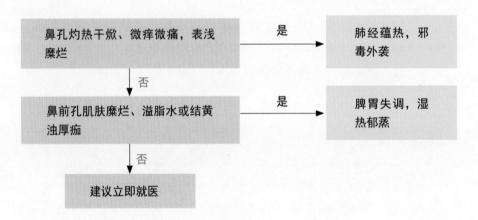

| 鼻孔灼热干焮、微痒微痛，表浅糜烂 | 是 → | 肺经蕴热，邪毒外袭 |

否 ↓

| 鼻前孔肌肤糜烂、溢脂水或结黄油厚痂 | 是 → | 脾胃失调，湿热郁蒸 |

否 ↓

建议立即就医

▶ 治疗方法

通天穴具有清热除湿、通窍止痛的功效。按摩此穴，可以治疗鼻疮，对头痛、鼻塞、流鼻涕也有很好的疗效。

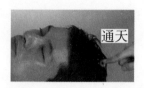

通天

穴位定位

位于头部，前发际正中直上4寸，旁开1.5寸。

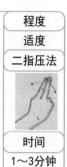

配伍治病

鼻疾：
通天配迎香、合谷。

| 程度 |
| 适度 |
| 二指压法 |
| 时间 |
| 1～3分钟 |

养生食谱

材料：苍耳子27克，蝉衣6克，防风、蒺藜、肥玉竹各9克，炙甘草4.5克，薏苡仁12克，百合9克。

做法：上述材料用水煎温服，每日1剂。

功效：疏风健脾，能使鼻部肤色明润有光泽，防止鼻部疾患发生。

第四章 鼻部诊病

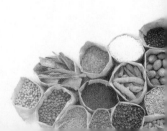

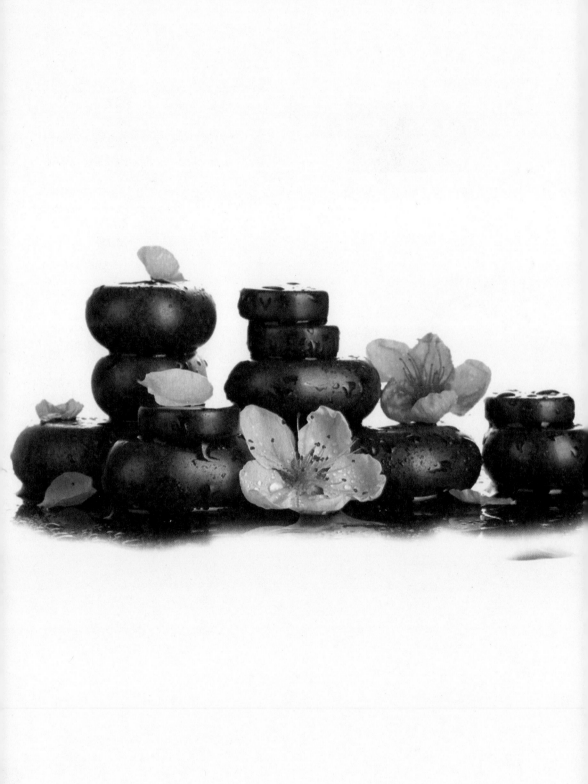

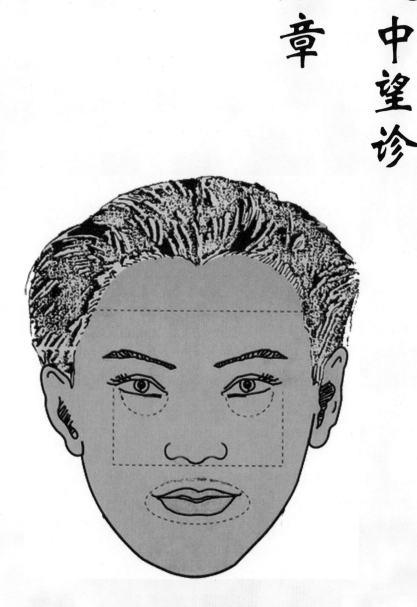

第五章 人中望诊

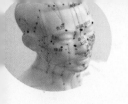

第一节 人中望诊的依据与疾病先兆

人中望诊有很有据

人中望诊，是以观察人中的色泽、形态变化来诊察男女生殖及泌尿系统疾病的方法。

"人中"一词，首见于《黄帝内经》，如《灵枢·经脉》曰："大肠手阳明之脉……还出挟口，交人中，左之右，右之左，上挟鼻孔。"人中位于鼻与唇之间正中凹沟部，在望诊中主候膀胱、子处（子宫）。如《灵枢·五色》曰："面王以下者，膀胱子处也。"即提示人中主候男女泌尿系统及生殖系统状况。而事实上人中有着更深远的作用，是人体生命功能的重要处所。因此，临床上人中穴常有复苏之效。

人中，又名"水沟"，位于鼻下唇上正中处，在古代医籍中通常用"鼻下"来表示人中的部位。古代医家诊察人中每附于口、唇、鼻诊之范畴。

人中部位是经络交错、经气贯注的要地。与经脉的关系非常密切，如手阳明大肠经、足阳明胃经、足厥阴肝经、手太阳小肠经等经脉均直接循行于人

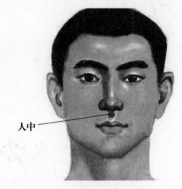

人中

中。由于经脉的络属关系，使人中与经脉及其相应的脏腑联系起来，故人体脏腑功能和气血津液等的变化，可以通过人中的形态、色泽等的改变反映出来。

从人体发生学角度来看，人中与子宫在发生学方面有一定的联系。因子宫形态异常与中肾旁管发育异常有关，而中肾旁管形成的时期，恰好是上唇（人中）形成的时期（胚胎生长的第6～7周）。如果此时期胚胎受到某种因素的影响，则中肾旁管的形成和上唇的形成均可遭受同一因素的影响而产生形态上的同步变异。因此观察人中的改变可以反映男女泌尿系统及生殖系统的状况。

在了解异常人中颜色、形态对诊察人体疾病的意义之前，先介绍一些人中沟观察的方法与标准：

❶ 测量人中沟长度的方法与标准

人中的长度是以鼻下点（鼻中隔与上唇顶部交点）至上唇缘中点的连线。人中长度小于12毫米为人中偏短；12～19毫米为中等；大于19毫米为人中偏长。

❷ 人中沟道深浅的观察方法与标准

受检者与检查者相对而坐，用聚焦灯光侧面照射人中沟，光线与上唇平面呈30°～50°角，观察人中沟的两侧沟缘隆起是否清楚。若沟缘隆起不明显，沟道浅平或上唇漫平，则在沟道内无照射阴影，列为人中沟浅平；沟缘隆起明显，两条沟缘间有明显凹陷，沟道内可见明显的照射阴影，为人中沟深；介于两者之间，为人中沟中等深浅。

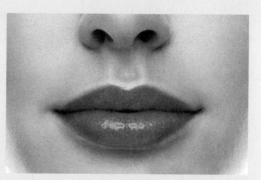

❸ 人中沟形态观察方法与异常特征

方法如②中所述，观察人中沟道内有无细线状或点状隆起，有无明显的纵行或横行皱褶纹。细线状隆起者，其形状似皮肤瘢痕，长度不一，大多呈纵向或斜向分布于沟道内；点状隆起者似针头大小，皮肤色泽正常，无充血红肿现象，可与毛囊炎鉴别；纵行皱褶纹大多在侧光照射时显现明显；横行皱褶纹则多见于微笑时。

123

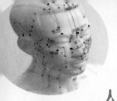

人中形态的异常与疾病先兆

健康征兆：人中整齐端直，略呈上窄下宽的梯形，沟道深浅适中，沟缘清晰均匀、对称，此为正常形态；提示子宫、阴茎等生殖器官发育良好，女性月经、排卵、生殖等功能正常。

异常征兆：人中短浅，人中特短，沟道扁平，沟缘隐约，其色淡。

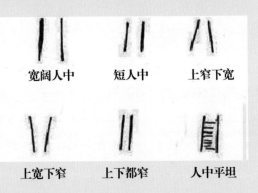

宽阔人中　　短人中　　上窄下宽

上宽下窄　　上下都窄　　人中平坦

人中色泽的异常与疾病先兆

健康征兆：人中色泽与其人面部色泽相似。人中色黄而透红，肌肤丰润。

异常征兆：人中颜色变白。

疾病先兆：多提示病危难治。

异常征兆：人中颜色淡白。

疾病先兆：多见于虚寒泄泻（慢性溃疡性结肠炎）。

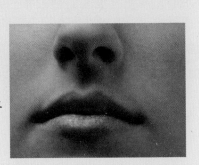

异常征兆：人中颜色淡白而干枯。

疾病先兆：多提示血枯闭经。

异常征兆：人中㿠白，冷汗浔浔。

疾病先兆：多见于咳嗽及咯血症状。

第二节　人中形态的望诊

健康人的人中整齐端直，略呈上窄下宽的梯形，沟道深浅适中，沟缘清晰均匀、对称。人中的形态发生变化，表明身体发生了病变。常见的异常人中形态有：人中短浅、人中狭长、人中凹陷、人中隆起、人中歪斜、人中起疹等。

人中短浅或沟道扁平

正常人的人中，沟道深浅适中，人中的过短过长都是人中异常的表现。

临床检测发现，人中短浅型，即人中特短、沟道扁平、沟缘仍显或隐约可见，如果是女性，一般提示女子的子宫小（常为幼稚型子宫），发育差，多无内膜增生，子宫颈短。女性还可有月经初潮迟，经量少。

如是男性，人中短浅，则在临床上表示男子的睾丸先天发育不良或阴茎短小。此型人性欲较低，多有不育症。男子阳痿、遗精，精子成活率往往低于50%，精子计数也偏少。

如上所述，女性子宫小，男性阴茎短小，都是生殖器官发育不良的表现，直接对性生活产生了一定的影响，严重者可产生不育症。

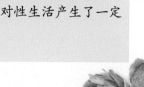

125

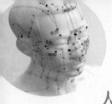

人中狭长

中医讲究望诊，我们每个人可从人中的颜色、状况来了解自己的身体情况。如人中狭长，则是男女生殖系统出现疾患的表现。

人中狭长是指沟道狭窄细小，沟缘显著，或中段尤细，上下稍宽。男性人中狭长，则往往可能表示包皮过长。包皮是指阴茎皮肤在阴茎头处褶成双层的皮肤。无论是包皮过长或者包茎，因包皮将龟头覆盖，通常情况下龟头及冠状沟处在阴暗潮湿的环境，一是容易滋生细菌，造成龟头炎，再者容易聚集分泌物及沉积物，形成包皮垢。

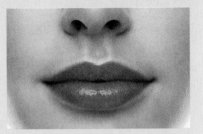

女性人中狭长，则可能表示宫颈狭长，宫颈细窄，往往会出现痛经。痛经是指月经前后或月经期出现的下腹痛、坠胀、腰酸等不适。

倒梨形人中

通过观察人中的形态的异常变化来诊断疾病是人中诊病的重要内容。人中呈倒梨形是人中形态出现异常的一种表现。

倒梨形人中，上端宽，下端窄，似梨子倒立，其此形者提示可能为子宫前位或前屈。妇女子宫在盆腔内的位置可分为前位子宫、中位子宫和后位子宫。前位子宫指的是子宫颈是向下指向阴道后穹隆，它在体内的位置较低，所以性生活后，精液容易在那里集中，子宫颈易被精液浸泡，有利于精子穿过宫颈口与卵子相遇而受孕。所以前位子宫受孕的机会多。

人中呈倒梨形的女性，往往会有经行胀痛的症状，即女性每于行经前或正值经期、经后，会出现胀痛现象，还会伴有乳房胀痛，痛感剧烈甚至不能触衣者，称"经行乳房胀痛"，给女性带来巨大的身心痛苦。

126

人中呈八字形

人中呈八字形是女性子宫后倾症状在人中的表现。

子宫在盆腔内的位置可呈前位、中位和后位，并有倾和屈之分。正常情况下，子宫的位置是前倾前屈的。所谓"子宫后倾"，即子宫的纵轴不变，整个子宫向后方倾倒，容易使子宫颈呈上翘状态，致使子宫颈不易浸泡在精液中而影响受孕，但并非所有的后位子宫都会引起不孕。轻度的后位子宫一般无症状，严重者就会引起盆腔瘀血、月经过多、经血排出困难以及白带过多、小腹疼痛、腰酸背痛、

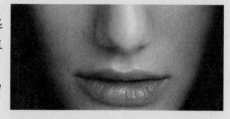

肛门坠胀等症状，有些妇女甚至有性交痛或性交不适。

子宫后倾并不是非常严重的病症，但确实会造成下腹部的不适和疼痛感，总觉得腹部肿胀，有下坠的感觉，适当的体育锻炼可以让子宫归回原来的位置，消除因子宫后倾造成的不适感。

呈凹陷形人中

人中呈凹陷形往往是女性骨盆异常或骨盆狭窄的诊断依据。

女性骨盆是产道的重要组成部分，是胎儿经阴道娩出的必经之路，其大小、形状直接影响到分娩。骨盆狭窄是指骨盆径线过短或形态异常，可以为一个径线过短或多个径线同时过短，也可以为一个平面狭窄或多个平面同时狭窄，从而影响产程进展。狭窄骨盆可能会让产妇出现严重梗阻性难产，如果不及时处理，可能会危及产妇的生命。

骨盆狭窄对胎儿及新生儿也会产生一定的影响。骨盆狭窄产妇出现脐带脱垂的概率要高于正常产妇，而脐带脱垂是导致胎儿窒迫乃至死亡的重要原因。另外，产道狭窄无形中增加了手术助产的机会，这样易发生新生儿产伤或感染。

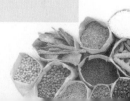

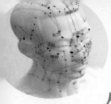

人中向一侧歪斜

人中向左倾斜，说明子宫体偏左，反之，则说明子宫体偏右。

一般情况下，子宫的位置是前倾前屈的，有的女性也可能出现子宫稍微左偏或右偏，这属于正常生理现象，如果没有其他疾病，一般不影响生育。但严重的盆腔炎、盆腔结缔组织炎症及盆腔粘连等也可能会引起子宫左偏。若是病理性引起的子宫左偏，随着炎症的轻重变化会出现不同程度的腰痛等，严重者还可能引起不孕。

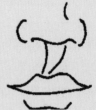

子宫是女人独有的脏器，平时一定要注意对子宫的保护。要积极避孕，不要纵欲乱性；减少高脂食物；注意观察月经、白带是否正常，月经和白带是子宫出问题的"晴雨表"，女性要及时注意其变化。

人中弛长

人中弛长在中医人中诊察中可作为诊断子宫下垂的依据。

子宫下垂也叫"子宫脱垂"，子宫内壁不能良好收缩复原，下垂到阴道中，严重的可能伸到体外。子宫下垂一般的症状至少会有下坠感（下腹有东西要掉出来的感觉），平时就会腰酸背痛，严重时还会拖累膀胱及直肠，还会有频尿、小便解不干净或大便不顺之感。

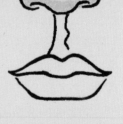

引起子宫下垂的原因有：巨婴、难产等生产造成的伤害；过度肥胖、久咳、便秘，或盆腔内有肿瘤压迫，使腹腔内的压力太高；年龄及器官衰老加上女性雌激素的降低，使骨盆腔底部肌群失去张力，子宫韧带也逐渐退化萎缩；经过各类盆腔手术之后也可能造成子宫脱垂的后遗症；此外，先天性盆腔肌群软弱松弛也可以引起子宫脱垂。

人中隆起

人中出现隆起状，往往是某些妇科病的信号。如宫颈糜烂，就是其中的一种典型病症。

宫颈糜烂是妇女最常见的一种疾病。多由急、慢性宫颈炎转变而来，宫颈糜烂在已婚、体虚的妇女中更为多见。宫颈糜烂病因大多是由于性生活或分娩时损伤宫颈，使细菌侵入而得病。也有因为体质虚弱，经期细菌感染而造成。

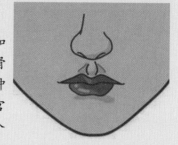

此外，人中呈隆起状还是子宫肌瘤和子宫息肉的信号。子宫肌瘤又称"子宫平滑肌瘤"，是女性生殖器最常见的一种良性肿瘤，多无症状，少数表现为阴道出血。子宫肌瘤可以生长在子宫体、子宫颈，或者两个部位都有。

子宫息肉主要症状为月经量增多或不规则子宫出血；宫颈口处看到或触及息肉，子宫体略增大。做宫腔镜检查或分段诊刮，将取出的组织或摘除的息肉送病理检查，可以明确诊断。

人中有瘀斑

人中有青紫色的瘀斑，可能是子宫内膜结核、附睾结核、精索静脉曲张等疾患的信号。

子宫内膜结核是女性生殖器结核的一种，绝大多数子宫内膜结核为继发感染，子宫内膜结核发病初期，由于内膜坏死脱落，可出现经期延长和经量增多的现象，随着子宫内膜遭到破坏的程度不同，月经量逐渐减少，甚至闭经。

附睾结核是由结核分枝杆菌所致的疾病。患者一般多有肺结核、肾结核等病史，结核分枝杆菌随血流或淋巴液侵犯附睾。本病多发于20～40岁的青壮年。临床附睾上有缓慢增大、无痛的肿块，有些会波及睾丸。后期肿块与阴囊粘连，甚至形成脓肿或肿胀疼痛，溃破后可形成窦道。

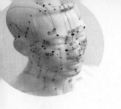

第三节　人中色泽的望诊

健康色泽

色诊是中医通过辨色来诊察病情的方法。由于"色为气血之所荣，面为气血之所凑，气血变幻，色即应之，色之最著，莫显于面"，色泽的变化往往是病症的反映。

人中色诊，即以人中色泽的变化作为诊断病症的依据，在临床中有着十分重要的作用。正常情况下，人中的颜色应该与面部的颜色一致，面部色泽明润，黄中透红，是人体脾肾健旺，后天充盛的标志。相应的，如人中宽直、色泽明润、沟道红活，表明肾气盛、阳气充足，说明男女生殖系统和

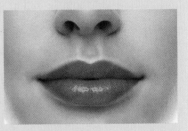

泌尿系统运转正常，如女性子宫、卵巢及外生殖器发育良好，男性睾丸、外生殖器发育正常。如果人中出现不同的颜色改变，就有可能罹患疾病。

淡白

人中颜色淡白，可能有慢性溃疡性结肠炎。

慢性溃疡性结肠炎是一种结、直肠黏膜的弥漫性炎症，其临床特点为原因不明、时好时坏的血性腹泻。本病发病机理虽未完全明确，但一般认为与免疫、精神状况、过敏、遗传及非特异性感染等因素有关。

患者要注意劳逸结合，不可太过劳累。暴发型、急性发作和严重慢性型结肠炎患者，应卧床休息。注意衣着，保持冷暖相适，适当进行体育锻炼以增强体质。一般应进食柔软、易消化、富有营养和足够热量的食物，宜少量多餐，补充多种维生素。勿食生、冷、油腻及多纤维素的食物，注意食品卫生，避免肠道感染诱发或加重本病。忌烟酒、辛辣食品、牛奶和乳制品，平时要保持心情舒畅，避免精神刺激，解除各种精神压力。

微见红色

人中微见红色，则为痈的信号。痈是一种急性化脓性疾病，生于皮肉之间，呈一片稍隆起的紫红色浸润区，质地坚韧，界线不清，在中央部的表面有多个脓栓，破溃后呈蜂窝状，之后中央部逐渐坏死、溶解、塌陷，像"火山口"，其内含有脓液和大量坏死组织。痈易向四周和深部发展，周围呈浸润性水肿，局部淋巴结有肿大和疼痛。除有局部剧痛外，病人多有明显的全身症状，如畏寒、发热、食欲减退、白细胞计数增加等。

发黄

人中颜色发黄，表明脾胃虚弱，如呈土黄，则脾胃虚寒，可能有慢性病。

脾胃虚寒为中医名词，同脾胃阳气不足，其症状表现为常因天气变冷、感寒、食冷品而引发疼痛，疼痛时伴有胃部寒凉感，得温症状减轻。胃痛隐隐、绵绵不休、冷痛不适，空腹更痛，得食则缓，劳累或食冷或受凉后疼痛发作或加重，泛吐清水、食少、神疲乏力、手足不温、大便溏薄、舌淡苔白、脉虚弱。

脾胃虚寒的主要病因是饮食习惯不良如饮食不节制、经常吃冷饮或冰凉的食物引起的，再加上生活节奏快，精神压力大，更易导致胃病。所以防治脾胃虚寒需养成良好的饮食习惯。脾胃虚寒病人可多吃胡椒猪肚汤、生姜水。胡椒和生姜是健胃、暖胃的调味品，可以调理好脾胃虚寒的病症，恢复健康脾胃。当然，出现胃痛需警惕胃的器质性病变，最好去医院做胃镜检查。

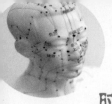
时青时黑

人中时青时黑是肝和肾发生病变的信号。

肝位于上腹部，横膈之下。肝脏是人体最大的腺体，有很多重要的功能，肝健康则生命昌盛。肝部发生病变，可引发的疾病主要有：因感染引起的病毒性肝炎、肝脓肿、肝结核；肝脏占位性疾病，如各种良恶性肿瘤、肝囊肿、肝包虫病、肝血管瘤、肝内胆管结石等；因代谢障碍引起的肝脏疾病；酒精性肝病等。

肾脏是通过排泄代谢废物，调节体液，分泌内分泌激素，以维持体内环境稳定，使新陈代谢正常进行。肾病往往会有下列相关症状：眼皮和足踝浮肿、血压高、腰腹疼痛、血尿、蛋白尿、尿路感染、小便赤痛、小便不顺、尿量增多（或减少）及夜尿等。

色泽灰暗

人中色泽灰暗，常见于男女泌尿生殖系统疾病。

男性泌尿生殖系统感染是指男性泌尿生殖系统（尿道、前列腺、附睾、输精管、精囊、睾丸等）受到细菌、病毒或寄生虫感染而引起的疾病。如不及时治疗，会影响精子活力，造成无精症、少精症，精子活力低及畸形率高，导致不孕不育，还会引发生理功能障碍，导致会阴部及腰骶部疼痛等。此外，泌尿生殖系统感染也会降低身体免疫力，增加患者精神压力，诱发其他疾病。

女性人中色泽灰暗，则常见于各种妇科疾病，如宫颈炎、附件炎、卵巢囊肿、子宫肌瘤等，给女性带来巨大的身心痛苦，影响和谐、幸福的家庭生活。

暗绿色

人中呈暗绿色，临床上常见于胆囊炎、胆结石及胆绞痛患者。

胆囊炎多见于35～55岁的中年人，女性发病较男性为多，尤多见于肥胖且多次妊娠的妇女。胆囊炎分急性和慢性两种，急性胆囊炎的症状主要有右上腹疼、恶心、呕吐和发热等。少数病人还有眼白和皮肤轻度发黄。

胆结石是胆囊结石、胆管结石的总称。胆结石的形成与不良的习惯关系密切：喜静少动、身体肥胖、饮食过量、不吃早餐等，多孕多产的妇女更容易患胆结石。

胆绞痛是由于胆囊或胆管内结石移动，造成胆囊管或胆总管的暂时性梗阻而引起的绞痛。本病表现为右上腹持续性疼痛，阵发性加重，放射到肩部或胸部，伴恶心呕吐，如果同时并发胆道感染，可随之发生寒战、发热、黄疸。

色泽偏暗

人中色泽偏暗，预示肾虚不孕。肾从中医的角度来讲，涵盖了人体的生殖、泌尿、神经、骨骼等各个组织、器官。肾在调节人体功能，为生命活动提供"元气""原动力"方面发挥了巨大的、不可替代的作用。

肾虚不孕为不孕病症之一，主要是由肾虚导致的不孕症。在临床上的主要症状有：面部出现黄褐斑，这是因为肾气不足，不能滋润肌肤而出现的，而且经常伴有月经不调；出现黑眼圈，中医认为黑色代表肾，黑眼圈就表示肾虚；肾阳不足，不能摄精成孕，常伴有月经色淡，腰酸痛楚、头晕、怕冷、疲惫、乏力等症状。

人中诊病中，如人中的色泽偏暗且枯槁，或者是有明显的色素沉着，则为肾虚不孕的信号。

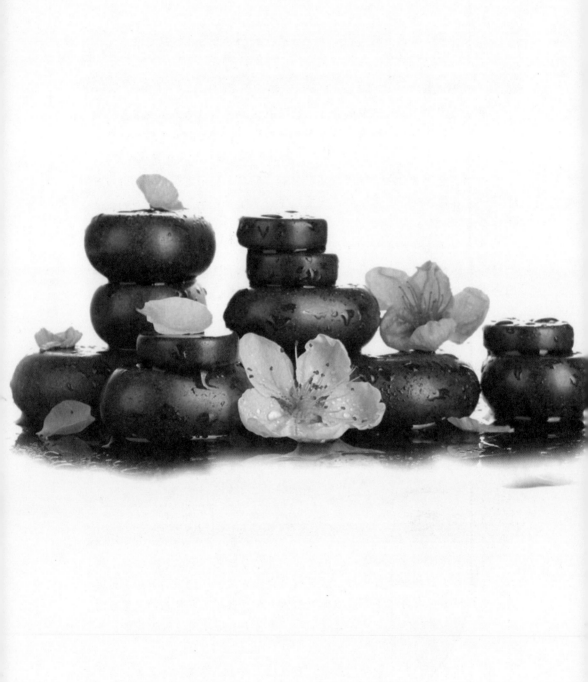

第六章 舌诊

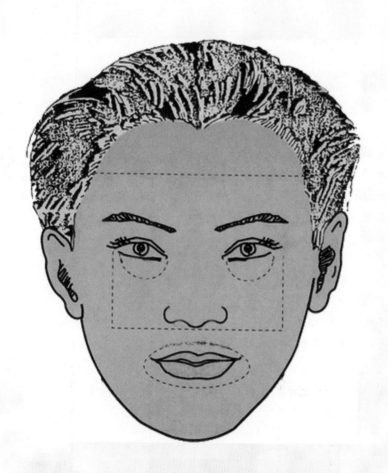

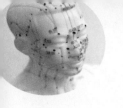

第一节 舌诊的依据与脏腑

舌蕴含生命的内在信息：舌诊有根有据

人体的五脏六腑通过经络和经筋的循行，直接或间接地与舌有联系。如《灵枢·经脉》曰"手少阴之别……循经入于心中，系舌本""厥阴者，肝脉也……而脉络于舌本也""脾足太阴之脉……上膈，挟咽，连舌本，散舌下""肾足少阴之脉……循喉咙，挟舌本"。

《灵枢·营卫生会》云："上焦出于胃上口……上至舌，下足阳明。"《灵枢·经筋》指出："足太阳之筋……其支者，别入结于舌本。"说明舌通过经脉、经别或经筋与心、肝、脾、肾、胃、膀胱、三焦诸脏腑有着直接的联系。因为心主舌，心气通于舌，所以心与舌的联系最为密切。至于肺、胆、小肠、大肠等，与舌虽无直接联系，但手太阴肺经起于中焦，络于脾胃；足少阴、胆经络于肝；手太阳小肠经与心互为表里；手阳明大肠经又联络于肺。故肺、胆、小肠、大肠等脏腑之经气，亦可间接联系于舌。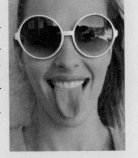由于舌与脏腑的这种千丝万缕的联系，使舌能客观地反映出体内各种生理、病理变化，显示机体的外在表现和功能状态。

可以说舌蕴含了生命活动的内在信息，是反映机体信息的一个窗口，故舌被认为是机体系统中包含它在内的整个信息储存库的一个全息元。

循经入于心系舌本：舌体的脏腑对应分布

　　舌分舌尖、舌中、舌根、舌边四部分，中医舌诊中又把舌体划分为上、中、下三焦，其尖部为上焦，中部为中焦，根部为下焦。其脏腑分属，因心肺居上，故舌尖候心和肺；脾胃居中，舌中则候脾胃；肝胆之脉布胁肋，故舌之两边候肝胆；肾居下焦，则舌根候肾。

　　国外学者R.A.Dale博士，通过针刺测量仪（AML）测量得出：躯体在舌的投影中，其上部相当于舌体前部，其下部相当于舌体的后部。与中医将舌体的前、中、后部分别应上、中、下三焦的理论是基本一致的，舌尖主心肺，舌中主脾胃，舌边主肝胆，舌根主肾。通过以舌的部位候脏腑的理论，以观察其部位的变化情况，就能测得五脏六腑、四肢九窍的病理变化，反映气血、津液的输布状况。观测疾病的性质及病位所在，对临床具有重要的参考价值。

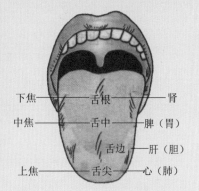

下焦 —— 舌根 —— 肾
中焦 —— 舌中 —— 脾（胃）
舌边 —— 肝（胆）
上焦 —— 舌尖 —— 心（肺）

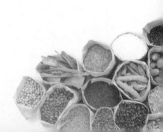

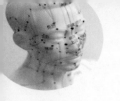

第二节　看舌知健康

舌头青色

> 对于舌头出现青色，《舌苔统志》中形容其"如水牛之舌"瘀阻而引起。青舌与蓝舌相似，《神验医宗舌镜》中说："五色有青无蓝，蓝浅而青深，故易蓝为青。"《辨舌指南》中说："蓝者，绿与青碧相合。"但青舌多主寒、主瘀，蓝舌多主湿热、肝风，且较少见，两者临床意义不同。

养生建议

① 对于体内寒气凝结、阳气郁结而引起的舌头青色，治疗时应重在温阳祛寒，药方选四逆汤、附子理中汤、吴茱萸汤等。

② 对于体内瘀血郁结而引起的舌头青色，治疗时除了要活血化瘀之外，还需根据致瘀原因而标本同治。

▶ **症状**

面色黧黑；舌头青色，口唇青紫，口燥不欲饮。

▶ **面诊**

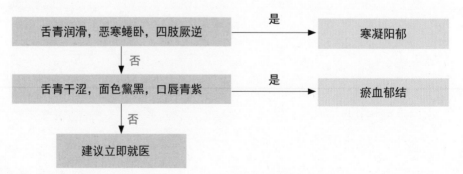

舌青润滑，恶寒蜷卧，四肢厥逆	是 →	寒凝阳郁
↓ 否		
舌青干涩，面色黧黑，口唇青紫	是 →	瘀血郁结
↓ 否		
建议立即就医		

▶ 治疗方法

商阳穴具有活血止痛的功效。经常按摩此穴，可使体内气血畅通，排除寒气，祛除瘀血，改善舌头发青的症状，让舌头恢复正常颜色。

▶ 穴位定位

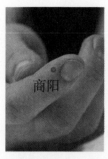

商阳

在食指桡侧，距指甲根角0.1寸处。

配伍治病

中暑：
商阳配少商、中冲。
咽喉肿痛：
商阳配合谷、少商。

程度
轻
拇指压法

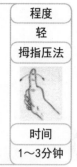

时间
1～3分钟

养生食谱

材料：羊肉500克，姜5克，八角2克，花椒2克，茴香籽2克，大葱10克，白糖3克，香菜10克。

做法：把羊肉切成边长为1.5厘米的方块，用开水汆净捞出，肉汤澄清，加水放肉，加白糖，大葱切丝。把姜、八角、花椒、茴香籽等作料装入布袋封口，放入汤内，将汤用微火炖半小时，翻动。熟后加香菜、葱丝即可。

功效：益气补虚，温中暖下。

舌头开裂

舌上出现裂纹，其形状有横形、纵形、人字形、川字形、井字形等，均称为"舌裂"。唐朝孙思邈又称为"舌破"，如《千金方·心脏脉论》中说："脏实……肉热口开舌破。"从临床观察来看，舌裂一般都主热证，但从苔之有无，以及苔色之不同，主病差异很大。

第六章 舌诊

139

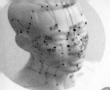

养生建议

① 对于体内阴虚液涸引起的舌头开裂的治疗方法，《验舌辨证歌括》曾概括地说："舌中有槽，阴虚滋阴，有热清热。"药方选增液汤滋阴清热，如伴有出血发斑之症，可与犀角地黄汤合用。

② 对于体内阳明经脉实热引起的舌头开裂，治疗时应急下存阴，釜底抽薪，药方选大承气汤。

▶ **症状**

身体消瘦；五心烦热；舌上有裂纹，舌红少津。

▶ **面诊**

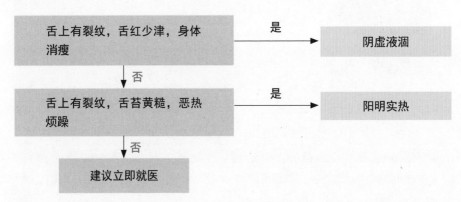

| 舌上有裂纹，舌红少津，身体消瘦 | 是 → | 阴虚液涸 |

否 ↓

| 舌上有裂纹，舌苔黄糙，恶热烦躁 | 是 → | 阳明实热 |

否 ↓

建议立即就医

▶ **治疗方法**

脑户穴有清热、降浊、升清的功效。经常按摩此穴，可改善因体内热气太盛所致的舌头开裂、出血等症状。还可治疗头痛、面赤、眩晕、喑哑等。

▶ **穴位定位**

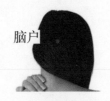

脑户

位于后发际正中直上2.5寸。

配伍治病

头重痛：

脑户配通天和脑空。

痴狂痫：

脑户配人中、太冲和丰隆。

| 程度 |
| 重 |
| 拇指压法 |
| 时间 |
| 3～5分钟 |

养生食谱

材料：决明子15克，绿豆150克，油菜100克，猪瘦肉150克，米酒5克，清水1 000克，盐2克。

做法：决明子、绿豆、猪瘦肉和足量清水加入汤煲煮沸。放入米酒，转文火煲40分钟。加入油菜，转旺火煲沸10分钟后，加盐调味。

功效：润肠通便。

舌苔白腻

舌苔白腻是指舌面罩着一层白色浊腻苔，苔质致密，颗粒细小，不易刮脱。《形色外诊简摩》中说："伏邪时邪皆由里发，即多夹湿，故初起，舌上即有白苔，且厚而不薄，腻而不滑，或粗如积粉。"说明白腻苔在伏邪中常见到。正常人在饮用牛奶或豆浆后，出现舌苔白腻，属染苔或假苔，属于正常现象。

养生建议

❶ 对于外感寒湿引起的舌苔白腻，治疗时宜温散寒湿，药方选羌活胜湿汤。

❷ 对于湿气内阻引起的舌苔白腻，治疗时应化湿辟浊清热，药方选达原饮或雷氏透达膜原法。

❸ 对于寒饮内停引起的舌苔白腻，治疗时应温阳醒脾行水，药方选温脾汤。

▶ 症状

头痛头胀；面色㿠白或晦暗；神情疲倦；舌苔白腻。

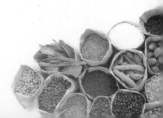

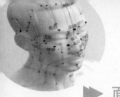

▶ **面诊**

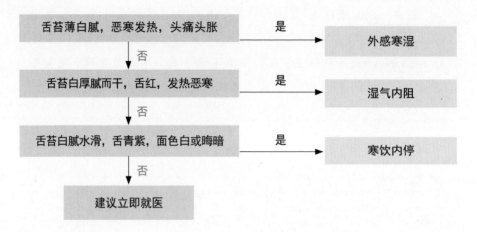

| 舌苔薄白腻，恶寒发热，头痛头胀 | 是 → | 外感寒湿 |

↓ 否

| 舌苔白厚腻而干，舌红，发热恶寒 | 是 → | 湿气内阻 |

↓ 否

| 舌苔白腻水滑，舌青紫，面色白或晦暗 | 是 → | 寒饮内停 |

↓ 否

| 建议立即就医 |

▶ **治疗方法**

阴陵泉穴具有清热理脾、宣泄水液、化湿通阳的功效。经常按摩此穴，可以帮助排除体内多余水液，改善舌苔色泽。

▶ **穴位定位**

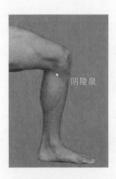

阴陵泉

位于人体的小腿内侧，膝下胫骨内侧凹陷中，与足三里穴相对（或当胫骨内侧髁后下方凹陷处）。

配伍治病

小便不利：
阴陵泉配中极、膀胱俞、三阴交。

| 程度 |
| 重 |
| 拇指压法 |

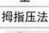

| 时间 |
| 1～3分钟 |

养生食谱

材料：冬瓜500克，猪瘦肉50克，酱油10克，味精2克，盐2克，香油5克，猪油（炼制）25克，大葱5克。

做法：冬瓜去皮、去瓤洗净，切片，猪瘦肉切成薄片，大葱切成末。汤锅放猪油置火上烧热，下葱末炝锅，放入冬瓜、肉片、适量开水、酱油、盐，然后把冬瓜煮至熟烂时，撇去浮沫，加入味精，淋入香油，起锅盛入汤碗内即可。

功效：清暑解热，利尿祛湿。

舌苔灰黑色

舌上苔色呈现灰中带黑者，称为"舌苔灰黑"。舌苔灰黑者，病情一般较重，临床须根据舌面润燥程度及全身症状进行辨别。苔色呈浅黑时即为灰，苔色呈深灰时即渐黑；苔灰主病略轻，苔黑主病较重。但从病情的发展与转归而言，两者是密切相关的。

养生建议

❶ 对于脾阳虚衰引起的舌苔灰黑，治疗时应温中散寒，药方用附子理中汤。

❷ 对于痰饮内阻引起的舌苔灰黑，治疗时应温阳化饮，药方选苓桂术甘汤等。

❸ 对于湿热内蕴引起的舌苔灰黑，治疗时应辛开芳化、化湿清热，药方用三仁汤或黄连温胆汤。

▶ **症状**

饮食少食；头昏目眩；面色萎黄；舌苔灰黑色。

▶ **面诊**

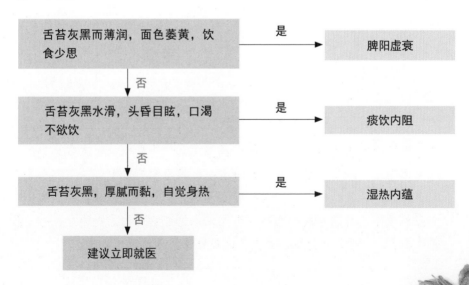

舌苔灰黑而薄润，面色萎黄，饮食少思 ——是——> 脾阳虚衰

否

舌苔灰黑水滑，头昏目眩，口渴不欲饮 ——是——> 痰饮内阻

否

舌苔灰黑，厚腻而黏，自觉身热 ——是——> 湿热内蕴

否

建议立即就医

143

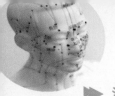

▶ 治疗方法

　　足临泣穴有运化风气、除水湿的功效。经常按摩此穴，可改善舌苔灰黑的色泽。还可治疗头痛、目眩、中风偏瘫、眼部疾病、胆囊炎等。

▶ 穴位定位

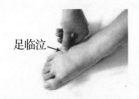

足临泣

位于足背外侧，第四趾、小趾跖骨夹缝中。

配伍治病	程度
痹证：	重
足临泣配三阴交。	拇指压法
月事不利：	
足临泣配三阴交和中极。	时间
	1～3分钟

养生食谱

　　材料：山药、薏米仁各30克，莲子肉15克，大枣10枚，小米60克，白糖适量。

　　做法：上述前4种材料淘洗干净后与小米共煮成粥，熟后加白糖调味即成。

　　功效：用此粥可健脾益气。适用于脾胃虚弱、食少纳差、肢体无力者。

舌头淡白色

　　舌质色浅淡，红少白多或纯白无红色者，称为"淡白舌"。淡白舌色在临床中很常见，清代傅松元《舌苔统志》一书将淡白舌色分成两类：一类是"较平人舌色略淡，此枯白之舌色略红润"的淡白舌；另一类是枯白舌，"连龈唇皆无血色"。舌淡白在内伤杂病中较为多见，外感热病后期间亦有之。无论外感或内伤疾病，凡舌见淡白色，一般多为虚证，常表示病程较长，不易迅速治愈。

> 养生建议

❶ 对于气血两虚引起的舌淡白，治疗时宜气血双补，如用十全大补汤。

❷ 对于脾虚寒湿引起的舌淡白，治疗时宜以温脾助阳、祛寒逐湿为法，药方选实脾散、苓桂术甘汤加减。

▶ **症状**

头晕耳鸣；面色无华；神色委顿；舌色淡白。

▶ **面诊**

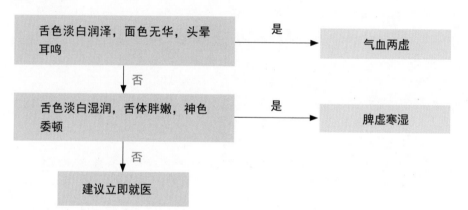

| 舌色淡白润泽，面色无华，头晕耳鸣 | 是 → | 气血两虚 |

否 ↓

| 舌色淡白湿润，舌体胖嫩，神色委顿 | 是 → | 脾虚寒湿 |

否 ↓

建议立即就医

▶ **治疗方法**

太渊穴有通调血脉、补益气血的功效。经常按摩此穴，可改善因气血不足所导致的舌苔淡白。还可治疗流行性感冒、咳嗽、支气管炎、咽喉肿痛等。

▶ **穴位定位**

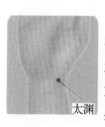

太渊

手掌心朝上，腕横纹的桡侧，拇指立起时，有大筋竖起，筋内侧凹陷处就是这处穴位。

配伍治病

咳嗽，咯血，胸痛：太渊配尺泽、鱼际、肺俞。

| 程度 |
| 适度 |
| 拇指压法 |

| 时间 |
| 1～3分钟 |

145

材料：乌骨鸡500克，陈皮3克，高良姜3克，草果5克，大葱10克，醋5克，胡椒6克。

做法：乌骨鸡洗净切块，大葱切段，与陈皮、高良姜、草果、大葱段、醋、胡椒一起放入锅中煮，文火炖烂即可。

功效：补益气血。

舌苔白色

舌上苔呈白色，称为"舌苔白"。《辨舌指南·白苔类诊法》中说"……舌地淡红，舌苔微白……干湿得中，不滑不燥，斯为无病之苔……"即正常人舌质淡红，舌苔微白，与病理性白苔不同，应注意区分。

养生建议

❶ 对于风寒侵入皮表引起的舌苔白，治疗时应辛温解表，药方选麻黄汤。

❷ 对于寒湿侵袭皮表引起的舌苔白，治疗时应疏风散湿，药方用羌活胜湿汤。

❸ 对于脾阳虚衰引起的舌苔白，治疗时应温中健脾，甘温扶阳，药方用附子理中汤化裁。

▶ 症状

头痛头重；发热但无汗；身倦乏力；耳鸣耳聋；舌苔色白。

▶ 面诊

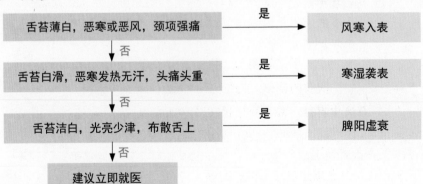

舌苔薄白，恶寒或恶风，颈项强痛	是 →	风寒入表
否 ↓		
舌苔白滑，恶寒发热无汗，头痛头重	是 →	寒湿袭表
否 ↓		
舌苔洁白，光亮少津，布散舌上	是 →	脾阳虚衰
否 ↓		
建议立即就医		

▶ 治疗方法

天枢穴有调理胃肠、调经止痛的功效。经常按摩此穴，可改善因体内有寒气所导致的舌苔色白的症状。还可治疗便秘、腹泻、消化不良等。

▶ 穴位定位

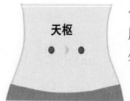

位于人体中腹部，肚脐向左右三指宽处。

配伍治病	程度
消化不良：天枢配足三里。细菌性痢疾：天枢配上巨虚、曲池。	适度
	二指压法
	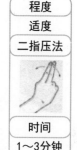
	时间
	1～3分钟

养生食谱

材料：辣椒叶250克，鸡蛋2个，猪瘦肉150克，生姜3片，食盐、生油、生粉、生抽适量。

做法：辣椒叶洗净，切段；鸡蛋去壳煎为荷包蛋状；猪瘦肉洗净，切薄片，用生油、生粉、生抽少许拌腌。在大锅中加水1 250毫升（5碗）和生姜滚沸，下辣椒叶滚沸，下猪瘦肉和鸡蛋，至刚熟，调入适量食盐即可。

功效：具有驱寒、止痛、养血、健胃等功效。

舌头紫色

舌呈紫色，或色紫带绛，晦然不泽，或紫中带青而滑润，均称"舌紫"。舌紫易与舌绛、舌青相混淆。在古代医学文献里，有认为舌紫乃舌绛的进一步发展者；有因舌紫与舌青的主病相类似而归为一类者；也有认为青色属寒、紫色属热而辟为两类者。

养生建议

❶ 血液中有热毒而引起的舌紫与寒邪直中而引起的舌紫，两证均属危重证，必须及时抢救。血液中有热毒而引起的舌头紫色，治疗时应凉血解毒，药方选犀角地黄汤、神犀丹等；对于寒邪直中而引起的舌头紫色，治疗时应迅速使用回阳救逆法，药方选四逆汤、回阳救急汤等。

❷ 对于体内瘀血内积而引起的舌头紫色，以活血化瘀为主，药方选膈下逐瘀汤、血府逐瘀汤之类。

▶ **症状**

高热烦躁；面色黯淡，消瘦；肌肤干燥不光滑；舌头紫色。

▶ **面诊**

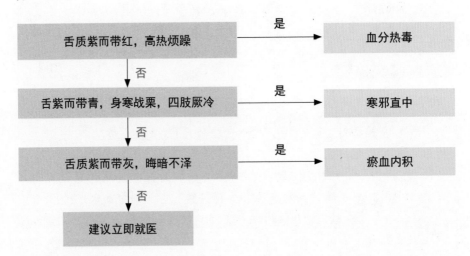

舌质紫而带红，高热烦躁	是→	血分热毒
否↓		
舌紫而带青，身寒战栗，四肢厥冷	是→	寒邪直中
否↓		
舌质紫而带灰，晦暗不泽	是→	瘀血内积
否↓		
建议立即就医		

▶ **治疗方法**

阳溪穴具有疏通气血、通经清瘀的功效。按摩此穴，可以清除体内瘀血，使血气畅通，改善舌头青紫的症状。

▶ **穴位定位**

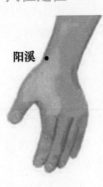

阳溪

在腕上桡侧，当拇短伸肌腱与拇长伸肌腱之间凹陷处；拇指上翘，在手腕桡侧，当两筋（拇长伸肌腱与拇短伸肌腱）之间，腕关节桡侧处。

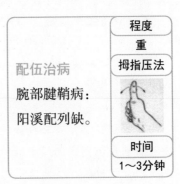

程度
重
拇指压法

配伍治病
腕部腱鞘病：
阳溪配列缺。

时间
1～3分钟

148

养生食谱

材料：绞股蓝。

做法：取绞股蓝加水1 000毫升，煎15分钟取汁即可；或取绞股蓝15克冲茶至味淡。

功效：消瘀散结，益气养血，扶正抗癌。

舌头萎缩

舌形敛缩，无力自由伸缩转动，甚至伸不过齿，称为"舌头萎缩"，又称"痿软舌"。本病出自《灵枢·经脉》："肌肉软，则舌萎。"临证较为少见，多属危重难治之证。

养生建议

❶ 对于体内痰湿阻碍络脉引起的舌头萎缩，治疗时应燥湿健脾，涤痰开窍，药方选涤痰汤。

❷ 对于心脾两虚引起的舌头萎缩，治疗时应补养心脾，药方用归脾汤。

❸ 对于肝肾阴涸引起的舌头萎缩，治疗时应育液养阴，药方用加减复脉汤，虚风内动明显的，可用三甲复脉汤滋阴潜阳，或用大定风珠滋阴潜阳息风。

▶ **症状**

昏沉嗜睡；面色无华；舌软无力，口干齿燥。

▶ **面诊**

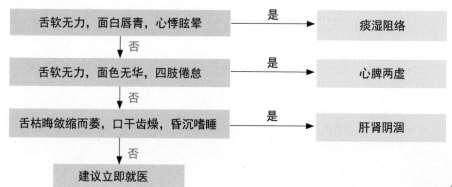

舌软无力，面白唇青，心悸眩晕	是 →	痰湿阻络
否 ↓		
舌软无力，面色无华，四肢倦怠	是 →	心脾两虚
否 ↓		
舌枯晦敛缩而萎，口干齿燥，昏沉嗜睡	是 →	肝肾阴涸
否 ↓		
建议立即就医		

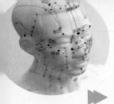

▶ 治疗方法

经常按摩捶打太白穴，可治疗脾虚所致的各种疾病，对便秘、脚气、痔疮等也有很好的疗效。

▶ 穴位定位

位于足内侧缘，第一跖趾关节近端赤白肉际凹陷中。

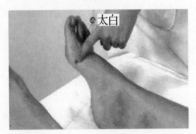

● 太白

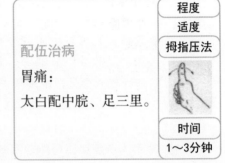

| 程度 |
| 适度 |
| 拇指压法 |
| 时间 |
| 1～3分钟 |

配伍治病

胃痛：

太白配中脘、足三里。

养生食谱

材料：白萝卜100克，排骨250克，甜杏仁20克，百合30克，葱段3克，姜块3克，盐3克。

做法：排骨清洗净，放沸水中除尽血水；将白萝卜洗净、切块，备用；将甜杏仁、百合用凉水洗净，备用；将汤锅中的水煮沸，把排骨、葱段、姜块放入锅内，大火煮20分钟后，改用小火煲1小时；这时再将白萝卜、甜杏仁、百合放入锅中，半小时后放入适量盐调味即可。

功效：清热祛火，润肺化痰。

舌头干燥

舌上有苔，苔面缺乏津液，苔质干燥，或舌光无苔，望之枯涸，扪之燥涩，称为"舌头干燥"。此症应与"舌上无苔"加以区别。舌头干燥常伴口渴，并称为"口干舌燥"。

养生建议

① 对于阳盛灼津引起的舌头干燥，治疗时重点是清热、祛邪、保津。选方时根据邪热所犯部位而定，如邪热壅肺者，用麻杏石甘汤加芦根、全瓜蒌、鱼腥草等；热在气分者，用白虎加人参汤；热结胃肠者，用承气汤类；热在肝胆者，用龙胆泻肝汤；热在营血者，用清营汤、犀角地黄汤。

② 对于体内阴虚液亏引起的舌头干燥，治疗原则是滋阴、清热、增液，如胃津匮乏者，选益胃汤；肝肾阴虚者，用青蒿鳖甲汤、六味地黄汤加麦冬、五味子等。

③ 对于体内阳虚津不上承引起的舌头干燥，治疗时宜温阳补气，可选四逆加人参汤；如阳虚水湿停留者，选真武汤温阳利水。

▶ **症状**

食欲下降；面赤烦躁；舌头干燥，少苔或无苔。

▶ **面诊**

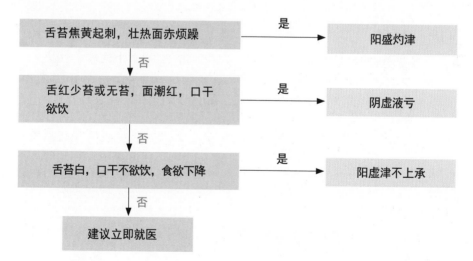

▶ **治疗方法**

曲池穴具有散热降浊的功效。按摩此穴，对于烦渴口干、舌头干燥有很好的疗效。此穴还可以治疗胃痛、心悸、中暑等。

151

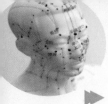
▶ 穴位定位

屈肘成直角，当肘弯横纹尽头处；屈肘，于尺泽与肱骨外上髁连线的中点处。

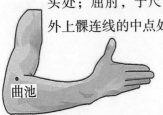

曲池

配伍治病	程度
咽喉炎、扁桃体炎：	适度
曲池配合谷、外关。	拇指压法
上肢痿痹：	
曲池配肩髎、外关。	时间
	1～3分钟

养生食谱

材料：苦瓜500克，排骨600克，蚝豉3粒，新鲜黄豆200克，蜜枣2粒，蒜头2粒，盐适量。

做法：排骨焯水再清洗，洗净所有材料，蒜头拍扁，苦瓜开边去瓤切成大块，瓦煲放半煲水，水滚后放入所有材料，再滚后，慢火煲1.5～2小时，放盐再煲15分钟即可。

功效：清热祛火，宽中行气。

舌苔黄色

舌上苔呈黄色，称为"舌苔黄"，或称"黄苔"。早在《黄帝内经》中已有"舌上黄"的记载。临证诊察黄苔，应分清苔质的厚、薄、润、燥、腐、腻等情况。还需辨别染苔和其他假象，如饮食或季节气候的影响，夏季舌苔可见薄而淡黄；素嗜饮酒的人苔多黄浊，吸烟多的人每见黄垢中微有黑晕，均应与病理黄苔相区分。

养生建议

❶ 对于体内胃热炽盛引起的舌苔黄，治疗时应清热生津，药方选白虎汤。

❷ 对于体内胃肠实热引起的舌苔黄，治疗时应荡涤燥结，药方选承气汤类。

❸ 对于脾胃湿热壅滞引起的舌苔黄，治疗时应清热化湿，辟浊消积，药方选枳实导滞丸、泻心汤等。

▶ **症状**

身体发热；面赤心烦；身体出汗；舌苔色黄。

▶ **面诊**

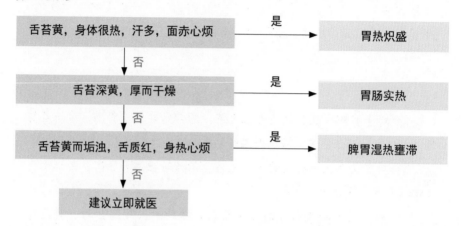

舌苔黄，身体很热，汗多，面赤心烦	是 →	胃热炽盛
↓ 否		
舌苔深黄，厚而干燥	是 →	胃肠实热
↓ 否		
舌苔黄而垢浊，舌质红，身热心烦	是 →	脾胃湿热壅滞
↓ 否		
建议立即就医		

▶ **治疗方法**

足窍阴穴具有泄热、利湿、通窍、沟通内外经脉气血的功效。按摩此穴，可以改善舌苔色黄的症状。还可治疗偏头疼、目眩、目赤肿胀、耳聋、耳鸣等。

▶ **穴位定位**

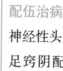

位于人体的第四趾末节外侧，距趾甲角0.1寸。

足窍阴

配伍治病

神经性头痛：
足窍阴配太冲、太溪和内关。

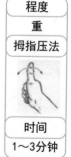

程度
重
拇指压法
时间
1～3分钟

养生食谱

材料：砂仁5克，薏米30克，山药30克，大米100克。

做法：上述材料煲粥食用。

功效：食用此粥有健脾祛湿的功效。

舌上无苔

舌上无苔，光滑洁净，严重者如镜面，叫作"舌光"，亦称"镜面舌""光滑舌""光莹舌""光剥舌""光红柔嫩""舌光无苔"，提示证情危笃，辨证时应当注意。

养生建议

❶ 对于胃阴干涸引起的舌上无苔，治疗时应滋养胃阴，可用益胃汤，或用炙甘草汤去姜、桂加鲜石斛、蔗浆、麦冬。

❷ 对于肾阴欲竭引起的舌上无苔，治疗时应滋补肾阴，可选十全甘寒救补汤，或左归饮。

❸ 对于气血两虚引起的舌上无苔，治疗时应健脾养胃、补气生血，药方选十全甘温救补汤。

▶ 症状

疲倦乏力；烦渴不安；面色憔悴；舌光滑无苔。

▶ 面诊

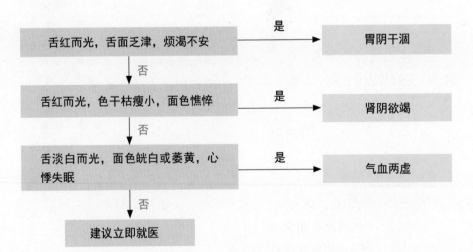

舌红而光，舌面乏津，烦渴不安	是 →	胃阴干涸
否 ↓		
舌红而光，色干枯瘦小，面色憔悴	是 →	肾阴欲竭
否 ↓		
舌淡白而光，面色㿠白或萎黄，心悸失眠	是 →	气血两虚
否 ↓		
建议立即就医		

▶ 治疗方法

廉泉穴有收引阴液的作用。按摩此穴，可有效改善因阴气不足所导致的舌上无苔。此穴还可治疗流口水、舌干口燥、口舌生疮、舌强、中风失语等症。

▶ 穴位定位

在颈部，当前正中线上，喉结上方，舌骨上缘凹陷处。

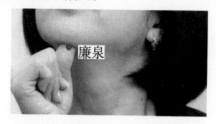

廉泉

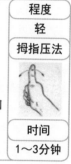

程度
轻
拇指压法

配伍治病

舌强不语、舌下肿痛、舌缓流涎：

廉泉配金津、玉液和天突。

时间
1～3分钟

养生食谱

材料：黄芪20克，山药10克，黄精20克，白芍10克，优质大米100克。

做法：将上述材料煮粥。

功效：适用于身倦、乏力、气短等，如疲劳综合征、贫血。

舌苔腐烂

舌苔腐烂是指舌苔如豆腐渣，苔质疏松而厚，揩之即去，但旋即又生。舌苔腐烂与舌腻有别，舌腻多在舌的中根部较厚，边尖部较薄，颗粒细小致密，紧贴舌面，不易刮脱。两者病因病机不同，所以临床应加以区别。

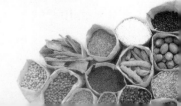

养生建议

　　舌苔腐烂多为脾胃热盛，蒸腾胃浊，邪气上升而成。因胃为水谷之海，以通降为顺，若胃失和降，胃中水谷不能化为精微，反生浊痰，或食停气滞，阳旺之躯，邪从热化而生腐苔，是舌腐多属实证，而虚证少见。个别病人因气虚不能运化，可表现为虚中夹实。治疗时应降逆和胃，不可纯用温燥，只宜于和胃降逆之中，稍佐补气之品加以调理。

　　❶ 对于因胃热痰浊上逆而引起的舌苔腐烂，治疗时应佐以清热化痰辟浊，药方选温胆汤加味。

　　❷ 对于因宿食积滞而引起的舌苔腐烂，治疗时应佐以消食导滞，药方选枳实导滞丸等。切不可用温燥表散诸剂。《辨舌指南》中说："犯之必变灰暗，不可不知也。"

▶ 症状

咳吐黄痰；舌苔腐烂，恶心口苦。

▶ 面诊

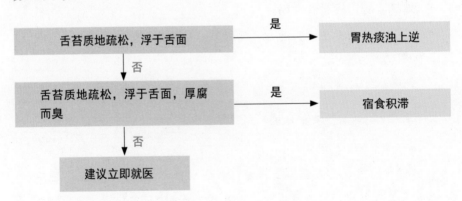

▶ 治疗方法

　　足三里穴又被称为"长寿穴"，经常按摩此穴，可祛病延年。按摩此穴，能够疏通经络，调理脾胃，对舌苔腐烂、口腔溃疡有很好的调理作用。

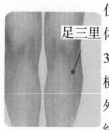

足三里

位于小腿外侧，具体位置在外膝眼下3寸，胫骨前嵴外一横指（中指）处，外膝眼与解溪连线上。

配伍治病

胃痛：
足三里配中脘、梁丘。

呕吐：
足三里配内关。

程度
重
中指压法
时间
1～3分钟

养生食谱

材料：玉米粉150克，燕麦片100克，豆浆250克，白砂糖30克。

做法：燕麦片洗净，放入锅内，加4碗水煮熟并呈开花状；把豆浆和玉米粉搅拌，调成玉米糊；将玉米糊缓缓倒入煮熟的燕麦片锅里，用勺不停搅拌，烧沸；然后转用小火煮10分钟，熄火，加入白砂糖调味即可。

功效：刺激胃肠蠕动，加快宿便排泄。

舌头发红

舌头颜色比正常的淡红深，呈鲜红或深红，称为"红绛舌"，是体内有热的表现。舌红与舌绛，严格地说是两种不同的舌色，主病也有一定的区别。如《舌鉴辨正》中说："色深红者，气血热也；色赤红者，脏腑俱热也。"但舌红与舌绛一般都主热证，两者仅在程度上有轻重之分，绛舌为红舌的进一步发展，其形成的机制及临床意义相类似。

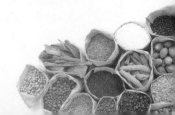

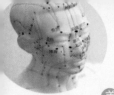

养生 建议

① 对于阳盛实热引起的舌红绛，治疗时应清营凉血，药方选清营汤、犀角地黄汤等。

② 对于阴亏虚热引起的舌红绛，治疗时应遵循"壮水之主，以制阳光"的原则。对于温病来说，可以说"存得一分津液，便有一分生机"，药方选益胃汤、加减复脉汤。如果出现舌质红绛，舌面光滑如猪肝状，干瘪枯萎的现象，多表示胃肾阴液即将亡竭，如《辨舌指南》中说"舌虽绛而不鲜，干枯而萎者，肾阴涸也""若舌绛而光亮者，胃阴亡也"。此时，应抓紧用大剂补阴，否则，预后大多不佳。

▶ 症状

五心烦热；潮热面赤；心悸盗汗；舌头色红，色泽鲜明或晦暗。

▶ 面诊

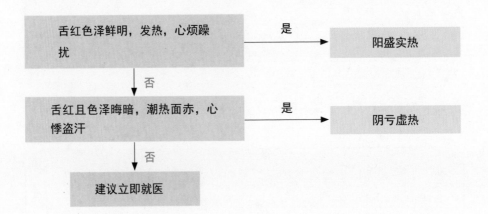

▶ 治疗方法

中府穴具有肃降肺气、和胃利水的功效。按摩此穴，可让肺腑畅通无阻，清除体内热气，改善舌头发红的症状。还可治疗腹胀、喘气胸满、呕秽、肺寒热、胆热呕逆等。

穴位定位

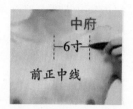

中府
6寸
前正中线

位于胸前壁的外上方，云门穴下1寸，前正中线旁开6寸，平第一肋间隙处。

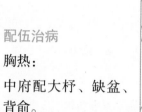

配伍治病

胸热：
中府配大杼、缺盆、背俞。

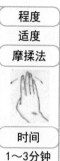

| 程度 |
| 适度 |
| 摩揉法 |
| 时间 |
| 1～3分钟 |

养生食谱

材料：绿豆100克，红糖25克。

做法：将绿豆煮烂，用勺在锅中碾碎如泥；再用文火煮至无汤，加红糖调味即成。

功效：清热解毒，以消痈肿。

舌苔黄腻

舌苔黄腻是指舌面有一层黄色浊腻逆苔，其苔中心稍厚，边缘较薄，归属腻苔类。黄腻苔，在古代医籍中记载较少。《金匮要略》虽有"黄苔"，但未明言"黄腻"。后世温病学说兴起，对黄腻苔的认识渐趋深刻。而对此论述比较详细的，以《辨舌指南》为最。

养生建议

❶ 对于痰热蕴肺而引起的舌苔黄腻，治疗时应清肺化痰，药方用清金化痰汤加减。

❷ 对于因肝胆湿热而引起的舌苔黄腻，治疗时应化湿泄浊，药方用茵陈五苓散加减。

❸ 对于大肠湿热而引起的舌苔黄腻，治疗时应清热利湿，调畅气机，药方用白头翁汤、木香槟榔丸。

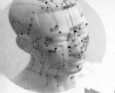

▶ 症状

头重身困；舌苔黄腻；神情呆滞；咳黄稠痰或痰中带血。

▶ 面诊

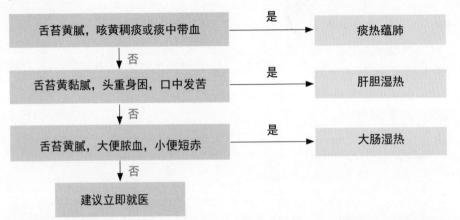

▶ 治疗方法

劳宫穴具有镇静安神、清热解毒的功效。经常按摩此穴，对口疮、舌苔黄腻有很好的调理作用。此穴还可以治疗各种瘙痒症状、中暑、口臭等。

▶ 穴位定位

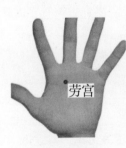

劳宫

手平伸，微曲约45°，掌心向上，轻握拳，屈向掌心，中指所对应的掌心的位置即是该穴。

配伍治病

中暑昏迷：
劳宫配水沟、十宣、曲泽和委中。

程度
重
拇指压法

时间
1~3分钟

养生食谱

材料：绵茵陈15克，布渣叶15克，薏米30克，火炭母15克，扁豆花10克，菜菔子10克，冬瓜仁30克，云苓15克，甘草3克。

做法：上述材料先在水中浸泡20分钟，然后用开水煮，20分钟内就可以熄火。此凉茶一天可服用2次。

功效：具有祛湿、降火的功效。

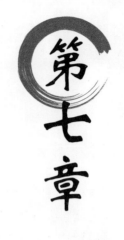

第七章　牙齿诊法

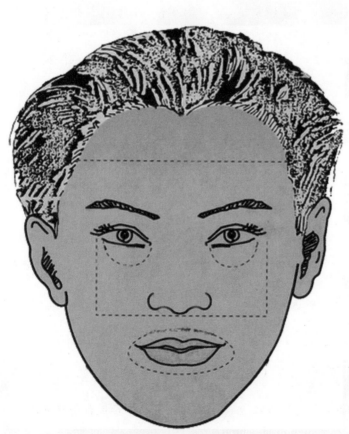

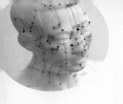

第一节 牙齿与脏腑的关系

牙齿能粗略反映人体各脏腑的信息

　　牙齿，人称"脏腑之门"，它对食物的消化、语言的发生都有直接关系。张颖清的《生物全息律》中说："生物体每一相对独立的部分在化学组成的模式上与整体相同，是整体成比例的缩小。"同理，牙齿也可看作人体成比例的缩小，它与胃、大肠及其他脏腑有着密切的关系。《杂病源流犀烛》上也指出："齿者，肾之标，骨之本也。"说明它与肾的密切关系。《黄帝内经》不仅指出牙齿与肾气、精髓、手足阳明经脉等的关系，而且观察到胃火牙痛等病症是牙齿与脏腑在病理上的联系。由此看出，牙齿能粗略地反映出人体各脏腑的信息。

牙齿与脏腑的对应关系

　　根据传统医学和现代解剖学，牙齿与脏腑的对应关系是：上切牙属于心，下切牙属于肾；上尖牙和前磨牙属于胃，下尖牙及前磨牙属于脾；上左磨牙属于胆，下左磨牙属于肝；上右磨牙属于大肠，下右磨牙属于肺。

人的牙齿从一出生到年老脱落，要伴随人几十年，牙齿的好坏，直接影响着人的健康。中医认为，牙齿松动、脱落与脾、胃、肾、大肠、肝等脏腑不合有关。

上、下牙床在手阳明大肠经与足阳明胃经的循行路线上，常食油腻及酒、辛辣会伤脾胃、

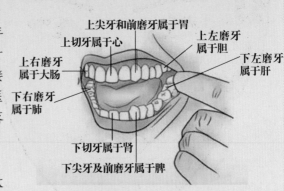

上尖牙和前磨牙属于胃
上切牙属于心
上左磨牙属于胆
上右磨牙属于大肠
下左磨牙属于肝
下右磨牙属于肺
下切牙属于肾
下尖牙及前磨牙属于脾

大肠功能，以致湿热内蕴，上攻牙床，而出现牙龈肿痛、出血、齿摇、脱落。所以脏腑气血调和，是牙齿健康的根本。

牙齿的构造

牙齿包括牙釉质（珐琅质）、牙本质（象牙质）、牙髓（神经腺）等几部分。最外层是坚硬的牙釉质，它的硬度仅次于金刚石。牙根的外层则包有白色致密的牙骨质，而在牙釉质与牙骨质的内层则是略呈象牙黄色的牙本质。在牙体的中部，有一个与牙体外形相似但又显著缩小的空腔，称为"髓腔"。髓腔里充满了牙髓。当牙髓受到刺激或有病变时就会产生不适感觉，甚至产生难忍的疼痛。

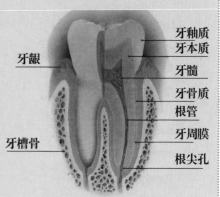

牙釉质
牙本质
牙龈
牙髓
牙骨质
根管
牙周膜
牙槽骨
根尖孔

牙齿的分类和功能

牙齿分为切牙、尖牙、双尖牙、磨牙四类。

切牙位于口腔前部，左、右、上、下共8个，邻面观牙冠呈楔形，颈部厚而切缘薄，为单根；尖牙俗称"犬齿"，位于口角处，左、右、上、下共4个，牙冠仍为楔形，切缘上有一突出的牙尖；双尖牙又名"前磨牙"，位于尖牙之后，磨牙之前，左、右、上、下共8个，牙冠呈立方形，有一个咬牙合面；磨牙位于双尖牙之后，左、右、上、下共12个，牙冠大，呈立方形，有一个宽大的咬牙合面。

总的来说，切牙像把刀用来切割食物；尖牙有锋利的牙尖，用来刺穿和撕裂食物；磨牙像磨盘用来磨碎食物。

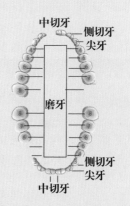

中切牙
侧切牙
尖牙
磨牙
侧切牙
尖牙
中切牙

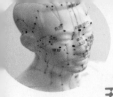

五脏有病反映在牙齿上会出现的症状

① 脾气虚弱，症状为牙龈萎缩、牙齿松动、咀嚼无力，伴有精神不振、容易疲劳、胸闷气短等症状。

② 肝血不足，症状为牙龈淡白、经常出血、牙根外露，伴有指甲淡白、头晕眼花、记忆力下降等症状。

③ 胃火上蒸，症状为牙龈红肿热痛、出血、牙齿松动、口臭等症状。

④ 肾阳虚弱，症状为牙齿过敏，伴有四肢发冷、食欲减退、尿频等症状。

⑤ 阴虚火旺，症状为牙龈溃烂萎缩、牙根裸露，伴有手脚心发热、腰酸背痛、失眠多梦、口干等症状。

⑥ 大肠湿热，症状为牙龈肿痛、牙龈出血流脓、口气臭秽，伴有尿道炎、尿道结石、腹泻等症状。

齿诊对临床诊断有指导意义

齿诊丰富了中医的诊断方法。以前牙痛时都从舌诊、脉诊对病人进行间接诊治，而现在从牙齿本身就可直接确定是脏腑的哪个部位出了问题。人体本身是一个有机的整体，局部的病变可以影响全身的功能协调，可以从口、舌、牙齿等各个方面反映出来。

中医认为，"齿为骨之余""龈为胃之络"。牙齿通过诸多经脉的运行，与内脏紧密相连。其中，"肾主骨"，牙齿是由肾中精气所充养，其生长、更换、脱落及功能正常与否，都与肾气的盛衰有很大关系。另外，胃和大肠的经络都在牙齿中。

第二节 各种牙齿疾病

引起乳牙早出的病因

据了解，乳牙的生长发育与母亲孕期的健康有关。乳牙在胚胎两个月的时候就开始发育，孕期的营养摄入决定了乳牙的生长发育、婴儿出生后的营养和全身的健康状态，也直接影响乳牙的生长、钙化和萌出。

婴儿一般有20颗乳牙，在出生后4～10个月萌出，但大多是在6个月时开始萌出，2～2.5岁时出齐。乳牙早出是在婴儿出生时或出生后不久即萌出，一般只有1～2个月。这种牙齿由于牙根尚未发育或发育较差，牙齿易松动脱落。如果为多数乳牙早出，应考虑全身因素，如甲状腺、垂体、胸腺等功能亢进。

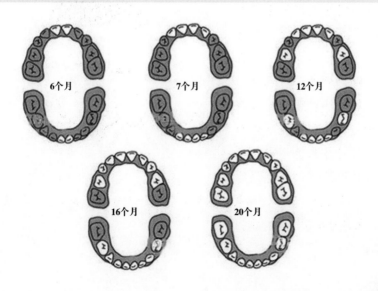

6个月　　7个月　　12个月

16个月　　20个月

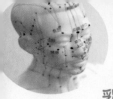

乳牙早脱

乳牙脱落有一定的时间和顺序。大多数孩子在5~6岁时开始换牙，也有的从4岁开始，个别孩子会迟到7岁才掉第一颗乳牙。牙齿的脱落通常从下边的两颗门牙开始，继而是上面的两颗门牙。若乳牙在应脱落之前就脱落了，称为"乳牙早脱"。

乳牙早脱一般是由龋坏严重无法保留而拔除，还有一些其他原因所致。一旦儿童出现乳牙早脱，家长应带孩子到儿童口腔专科门诊就诊，查找原因并及时治疗。

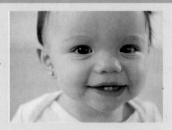

要保护好幼儿的乳牙

乳牙是孩子的咀嚼器官，咀嚼可以起到刺激和促进颌骨、牙床发育的功能，颌骨和牙床发育正常，有利于促进孩子将来恒牙的健康发育和整齐排列。恒牙胚在乳牙根下方发育，如果乳牙经常发炎，就会影响恒牙胚的正常发育，甚至使恒牙胚坏死，导致将来恒牙残缺。如果乳牙提前掉了，还可导致恒牙错位长出，或使恒牙在未发育好的情况下过早长出。因此，家长应积极预防孩子乳牙龋齿的发生，尽量让孩子的乳牙保留到换牙期。

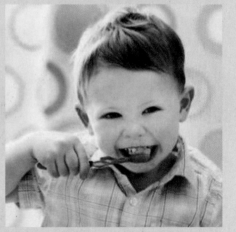

乳牙早脱对儿童会造成不良影响

> 乳牙早脱对儿童牙、颌面的发育可造成不良影响。

① 如果一侧乳牙早脱较多时，则患儿经常使用健侧咀嚼而形成偏侧咀嚼习惯，并出现面部左右不对称。

② 颌牙会向缺陷处倾斜或移位，使缺牙间隙缩小，可能会造成后继恒牙萌出受阻或错位萌生，而形成牙列拥挤或咬合错乱。

③ 如两侧后面的牙早脱过多，患儿在进食时前伸下颌，多用上切齿咀嚼食物，这样时间长了，可形成下颌前突的凹形面孔。

④ 如果乳牙脱落得较多，会导致颅骨失去正常的功能刺激，从而在发育上受到影响。

⑤ 可能会使恒牙过早萌出，这种恒牙一般牙根发育不健全，很容易脱落。

恒牙晚出的原因

恒牙晚出可能与下列原因有关：

① 患儿营养不良，特别是缺钙的儿童，到换牙年龄时，恒牙常常不能按时长出。

② 甲状腺功能不足，如呆小病（克汀病）的儿童往往牙齿萌出较晚。

③ 儿童时期，乳牙外伤后，牙根与牙槽骨粘连，妨碍恒牙萌出。

④ 乳牙发生龋齿，引起牙根周围发炎，出现乳牙晚落，造成恒牙不能正常萌出。

⑤ 牙龈增生肥大或颌骨囊肿，都可能妨碍恒牙的按时正常萌出。

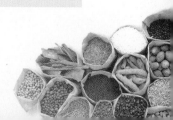

167

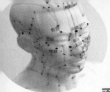

要重视小孩的龋齿病症

一方面小孩爱吃细软的食物，比如各类糕点、饼干、糖果及其他零食等，这类食品含糖量高，黏性大，粘到牙面上不易清洁，容易形成牙菌斑。另一方面小孩刚萌出的牙齿发育还不完善，钙化程度低，耐酸能力差，因而更容易被腐蚀。而乳磨牙，也就是我们通常说的大牙，还具有牙面窝沟和点隙多、相邻牙齿间接触面积大容易积存食物的特点，这些都是儿童易患龋齿的原因。

小孩龋齿发展快、破坏广，不仅造成牙齿组织损害，还可带来其他一些局部及全身性的危害，因为龋洞只要一形成就不可能自愈，而且对日后孩子恒牙的萌出也有一定影响。龋齿发生早期只是牙齿的表层受害，治疗起来相对容易，家长应重视小孩的龋齿病症，及早加以治疗。

夜间磨牙

牙齿的运动是由咀嚼肌的持续收缩完成的，许多因素能引起管理咀嚼肌的三叉神经兴奋，如夜间磨牙。夜间磨牙的原因有很多，如肠内寄生的蛔虫分泌的毒素；虫体排出的代谢产物；蛔虫窜动刺激肠管引起腹痛；蛲虫晚上在肛门活动引起瘙痒；肠道功能紊乱等，这些都能使睡眠中的神经兴奋不稳定而引起磨牙。

另外，有的孩子生活在家庭不和的环境里，心理上受到压抑，精神处于紧张状态；或睡姿不正确；或常常遭到父母的训斥；晚上看电视惊险画面导致睡眠后部分大脑皮质仍处于兴奋状态，这些因素均可促使咀嚼肌运动，从而形成夜间磨牙动作。

幼儿出现夜间磨牙也不要太紧张，首先要找出具体原因，然后对症治疗。

导致牙齿酸痛的原因

① 牙龈萎缩。罹患牙周病或患有先天角质化牙龈不良。

② 蛀牙、牙齿断裂。这些疾病都会造成牙齿酸痛，有时疼痛会非常剧烈。

③ 受外力撞击或牙齿不正。不小心跌倒撞到牙齿时，如果没有断裂，只要小心保养约一个月即可恢复正常。

④ 牙釉质磨损。这种现象多半由刷牙方法不正确导致。如果症状不明显的话，只要选用软毛牙刷，使用正确刷牙方法，在一个月内就可以逐渐恢复，如果选用一些有脱敏作用的牙膏，可以更快地改善症状。

⑤ 在寒冷的冬季，骑自行车尤其是骑摩托车的人，在早上刷牙时会有牙齿酸痛的感觉。若未及时保护，很容易造成牙髓腔发炎，甚至牙髓腔坏死。建议骑车时要戴口罩，早上可用温水刷牙保护牙齿。

可以缓解牙痛的方法

俗话说："牙痛不是病，痛起来真要命。"一般情况下，我们可以采取这样一些简单的方法缓解牙痛：

① 勤刷牙，保持口腔清洁。

② 牙齿酸痛时可以嚼点茶叶，茶叶中的氟和茶多酚可以增强牙釉质的抗酸能力，并且茶叶中所含的氟与钙质对牙齿有保护作用。

③ 牙齿酸痛时也可以嚼点生核桃仁，因为生核桃仁中的鞣酸可以使牙本质小管中的蛋白质凝固，从而起到脱敏作用。

④ 用新鲜大蒜的横切面来回涂擦牙齿的酸痛部位，相对可以缓解一下酸痛。

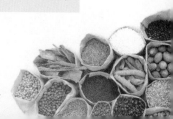

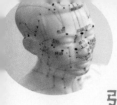

引起牙釉质发育不全的原因

在牙齿发育期间，由于严重的全身疾病、营养障碍或局部感染等原因，引起造釉器的变性、坏死，牙釉质的发育与钙化形成障碍，而形成的牙釉质缺陷，称"牙釉质发育不全"。引起牙釉质发育不全的因素很多：母亲在妊娠期间患风疹、毒血症等可影响胎儿颌骨中的乳牙和第一恒磨牙的发育；婴幼儿期间的高热疾病如肺炎、麻疹、猩红热等；营养障碍如维生素A、维生素D和钙、磷等缺乏，严重的消化不良、佝偻病等，都可影响小儿颌骨内的乳牙及恒牙的发育。常见的引起釉质发育不全的局部因素为乳牙根尖部的感染、外伤，可直接影响其下方恒牙胚的发育。

牙结石会引发疾病

牙结石的存在可引起牙龈和牙周组织的病变，引起牙龈组织出血及口腔异味等。如果一个人的牙周组织发炎，又有大量牙结石，可加重牙周组织的炎症。牙结石对人体的危害取决于机体对牙结石刺激反应性和修复能力。因此，有的病人表现为牙结石压迫致牙龈萎缩，严重的则表现为牙周组织的破坏而发生牙周病，出现牙龈出血、口臭、牙周溢脓、牙齿松动等。

牙结石不断刺激牙周组织，并会压迫牙龈，影响血液循环，造成牙周组织的病菌感染，引起牙龈发炎萎缩，形成牙周囊袋。当牙周囊袋形成后，更易使食物残渣、牙菌斑和牙结石等堆积，这种新的堆积又更进一步破坏更深的牙周膜，如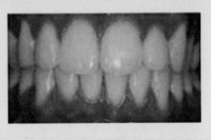此不断恶性循环的结果，终至牙齿组织全部破坏殆尽，最后不得不把牙齿拔掉。

牙齿会形成结石

牙结石通常存在于唾液腺开口处的牙齿表面（例如，下颚前牙的舌侧表面，上颚后牙的颊侧表面）和牙齿的颈部，以及口腔黏膜运动不到的牙齿表面等处。牙结石开始时是软软的，会因逐渐地钙化而变硬。它是由75%的磷酸钙，15%～25%的水、有机物、磷酸锰、矿酸钙及微量的钾、钠、铁所构成，并呈现出黄色、棕色或者黑色。

牙结石形成的原因有：

① 唾液中的二氧化碳浓度降低，促使无机盐沉淀于牙齿表面上。

② 退化细胞的磷酸盐酵素使有机磷水解产生磷沉淀于牙齿表面而形成。

③ 细菌使唾液的酸碱值升高而呈碱性，造成唾液中的蛋白质分解，释放出钙盐，沉淀于牙齿表面上而成。

④ 与唾液浓度有关，浓度大，则易沉淀。

引发牙齿松动的咀嚼习惯

造成牙齿松动的原因很多，吃食物时咀嚼不当是其中一个。牙齿在咀嚼的时候受到创伤，例如习惯性的单侧咀嚼，使得这一面的牙齿负担过重，另一侧的牙齿长期不担负咀嚼的任务而出现失用性萎缩。或者由于牙齿在牙弓上排列错乱，错位牙齿在某种情况下咀嚼时受力过大，长期形成牙槽骨吸收，发生牙周炎、牙槽溢脓，造成牙齿松动。

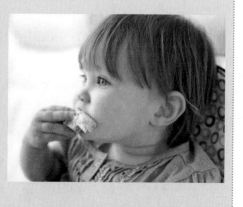

牙齿松动，吃东西咀嚼食物时牙齿就会疼痛，造成极大的不方便，患者只能吃软的食物、流质食物。有严重牙齿松动的人，还会出现消化不良、形体渐瘦的症状。

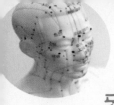

牙齿松动的"元凶"

牙齿松动的原因一般是受外力撞击、牙周病、牙龈萎缩引起的，前一种是属于外力引起松动，后两种情况都属于牙龈出现问题。老年牙龈营养性萎缩等牙齿疾病也会造成牙齿松动，比较严重的就会造成牙齿脱落。这从医学角度来说属于牙龈的营养性或牙周病等牙齿疾病严重引起的萎缩，但最终都归根为牙龈本身没有营养供给而造成萎缩，导致牙齿松动。

牙齿松动的主要原因是牙龈萎缩，这种牙齿疾病是牙齿松动的"元凶"。有效防治牙齿松动，必须要客观地分析牙龈萎缩这个原因。

其他病症会导致牙齿松动

内分泌失调患者可能会发生牙齿松动。当内分泌失调时，会出现心情烦躁、易怒、失眠、健忘、乏力等症状，也会伴随着引发牙齿松动。

牙齿松动是糖尿病患者常见的并发症之一。由于糖尿病患者常伴有牙龈炎、牙周炎等慢性破坏性病变，尤其是牙槽骨吸收，常常影响牙齿的稳固性，造成牙齿松动、移位或错颌，进而诱发牙周感染，严重者引起牙齿脱落。

此外，高热后，有的人也会出现牙齿松动，但这种情况会随着疾病的痊愈而消失。

可以预防牙周病的方法

牙齿松动是一种可以预防和治疗的疾病。下面就将比较容易掌握的几种预防牙周病的方法介绍一下：

❶ 保持口腔卫生。定期到医院做洁齿治疗（洗牙），强调自我保健，要充分咀嚼食物，饭后要漱口，去除食物残渣。

❷ 牙龈按摩。按摩可以促进牙龈的血液和淋巴的循环，提高抵抗力。方法是用洗净的手指在牙龈的各个方向上轻轻按摩。一般晨起刷牙后按摩1次即可。应注意在牙龈按摩前必须先由医务人员做一次洁齿治疗，将牙结石去除，以免在按摩时牙结石损伤牙龈。在牙龈有急性炎症期间不宜做按摩。

❸ 叩齿。其作用是促进牙周组织的血液循环，对牙周组织有坚固作用。晨起上、下牙齿通过开闭口叩击十数次即可。

导致偏侧咀嚼的原因

导致偏侧咀嚼习惯，除主观原因以外，还有许多客观因素：一是一侧牙齿病变没有及时治疗而不敢用它咀嚼；二是牙齿缺失后没有及时镶复而不能用它咀嚼；三是自己习惯用一侧牙齿咀嚼；四是其他原因导致只能用一侧牙齿咀嚼，如肿瘤、外伤、局部黏膜溃烂等。

一旦由于偏侧咀嚼造成面部不对称等严重后果时，再想纠正很困难。因此祛除有关病因至关重要。偏侧咀嚼的病因祛除之后，应该坚持用左右两侧的牙齿嚼东西，如果面部不对称尚不严重，而且年龄不大，日后畸形会逐渐消失。

牙齿脱落会导致过早耳聋

牙齿脱落对说话和进食会有一定影响，时间长了对听力也会造成一定的影响。这是因为上、下颌骨失去了牙齿的咬合支持使两者之间的距离变短，使下颌骨的关节在关节腔内不能处于正常的生理位置而后移，经常撞击耳道的相应部位，对耳颞神经、鼓索神经和血管产生压迫，以致耳咽鼓管受阻，导致耳鸣和听觉障碍。牙齿脱落者，如果及时装戴假牙，可以防止过早耳聋。

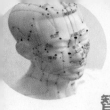

智牙的危害

智齿是指16岁以后萌出的或尚未萌出的第八颗牙，由于人类在进化过程中颌骨体积变小，无足够的颌骨空间让智齿萌出，往往造成智齿萌出后位置和方向异常。智齿不但无咀嚼功能，而且存有一系列的危害或潜在危害。

首先，大多数智齿前倾阻生，即约呈45°角顶在第二磨牙上，两个牙冠形成一个夹角嵌塞食物，时间久了第二磨牙形成龋坏直至牙髓炎而剧痛。另一个后果是前倾的智齿持续加力于第二磨牙使其形成牙周炎而疼痛松动，不得不拔除第二磨牙，或必须拔除这两颗牙，这样咀嚼功能就会严重受损。

其次，有的智齿虽然萌出方向大致正常，但与第二磨牙的接触点不正常，以致经常嵌塞食物，并且刷牙时不易刷到此处牙间隙，而极易造成第二磨牙龋坏而缩短寿命。

缺牙会给患者带来的影响

① 缺牙患者最直接的感受是给咀嚼食物带来的诸多不便。食物不能被很好地咀嚼，会影响食欲，而且咀嚼不充分的食物会加大胃肠消化的负担。

② 缺牙影响发音。前牙缺失时往往发音不清或发音不准，特别是遇有齿音（如z、c、s）的词时尤其如此。

③ 口腔中牙与牙之间保持着相对稳定的咬合关系，牙列中缺牙时，缺隙两侧的牙有向缺隙倾斜的趋势，久之必然使原来正确的上、下牙的咬合关系得到破坏，形成创伤性咬合、颞颌关节病甚至牙齿松动等。

④ 缺牙对面容也产生不良影响。前牙缺失对面容影响最大，它使上、下唇部塌陷松弛，全口缺牙时，唇颊部内陷，舌头因没有真牙的限制而变大，面颊部肌肉因失去牙弓的支持使得皱褶增加，口角下垂，呈明显的苍老面容。

第三节 对牙齿的保护

好牙齿的标准

健康的牙齿对于我们非常重要，牙齿有帮助发音、咀嚼食物、美观的作用。

一副健康牙齿的标准是：

① 牙齿干净。

② 没有蛀牙。

③ 不会疼痛。

④ 牙龈颜色正常。

⑤ 没有出血现象。

保护我们的牙齿

① 及时清除牙隙间的食物填塞物。

② 给牙齿充足的营养。

③ 养成正确的咀嚼习惯。正确的咀嚼方法是两侧交替使用。

④ 纠正有损于牙齿的不良习惯。如舔牙、咬牙、张口呼吸、咬嘴唇、偏侧咀嚼。

⑤ 睡前刷牙。入睡后，细菌在口腔的温度降低和唾液分泌量减少的情况下很容易繁殖。

175

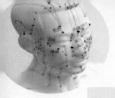

⑥ 有些药物有损于牙齿的健康。四环素、金霉素等药物可以使牙齿发黄或牙釉质发育不全，日后容易发生龋齿，因此，不要大量或长期服用这些药物。

⑦ 防止外伤。不要用牙齿去咬坚硬的物品，以免牙齿受到损伤。

⑧ 定期检查。定期检查牙齿可预防牙病滋生。成年人最好每年进行一次牙检。

要及时拔掉坏牙

现代科学研究表明，坏牙如果不及时拔掉，可能会引起全身性的骨髓炎。牙齿是深深地根植在头部腭骨的骨髓中的，平日的养分是由牙根尖的小孔，由骨髓中循环的血液供给的，因此，当牙齿因龋齿或撞击等原因造成发炎或牙髓坏死时，坏死的骨髓所分解的组织毒素以及各种细菌就可以经由牙根尖小孔直接进入到骨髓的要害处。有的人抵抗能力强，只会在牙根尖与骨髓交界的地方形成脓肿，也称"局部性骨髓炎"；如果身体抵抗力差，不但会引起全身性骨髓炎、腭骨脓肿，而且会伴有发冷发热，引起菌血症及败血症而危及生命。

另外，对于关节炎、心内膜炎、肾炎或做过心脏手术的患者，如果不把坏牙及早拔掉，更容易引起上述病症的发作。

哪些食物对牙齿有好处

要想有一副健美的牙齿，必须注意牙齿的保健，多吃含钙丰富的食物，特别是在婴幼儿时期就应注意饮食的选择。家长应给孩子多吃能促进咀嚼的蔬菜，如芹菜、卷心菜、菠菜、韭菜、海带等，有利于促进下颌的发育和牙齿的整齐。常吃蔬菜还能使牙齿中的钼元素含量增加，增强牙齿的硬度和坚固度。常吃蔬菜还能防龋齿，因蔬菜中含有90%的水分及一些纤维物质。咀嚼蔬菜时，蔬菜中的水分能稀释口腔中的糖质，使细菌不易生长；纤维素能对牙齿起清扫和清洁作用。

此外，多吃些较硬的食物有利于牙齿的健美，如玉米、高粱、牛肉及一些坚果类，如橡子、瓜子、核桃、榛子等。

用盐或牙粉刷牙是不正确的习惯

用盐或牙粉刷牙是不正确的清洁牙齿的习惯。

盐确实具有清洁消毒的作用，所以在外科手术中，常会用一定浓度的盐水来清洗伤口。不过，盐并不适合用来长期刷牙，因为盐虽有清洁作用，但对牙齿的伤害也很大。盐是一种坚硬多角的矿物晶体，它坚硬、锐利的棱角会慢慢磨损牙齿表面的牙釉质，然后逐渐形成一条条细沟，造成和蛀牙一样的后果。另外，在牙龈的表面，还有一层粉红色、柔嫩的黏膜，如果用盐刷牙，黏膜就会受到过度刺激和摩擦而使牙龈出血。

牙粉是碳酸钙和肥皂粉的混合物，牙粉pH值高，会引起口腔组织发炎。

舌习惯会引发牙齿畸形

舌习惯多发生在换牙期，儿童常用舌尖舔弄松动的乳牙或刚萌出的恒牙，这是不好的舌习惯。舌习惯包括吐舌习惯、舔牙习惯和伸舌习惯。吐舌习惯是舌吐在上、下前牙之间，阻碍恒牙的萌出，使前牙形成梭形的开颌隙。舔牙习惯是用舌尖舔上、下前牙的舌侧，使牙向唇侧倾斜，散开出现牙间隙，甚至形成双牙弓前突。如儿童患慢性扁桃体炎、慢性咽炎等疾病，为了使呼吸道畅通，常将舌向前伸，从而引发伸舌不良习惯，可造成前牙开颌并伴有下颌前突畸形。

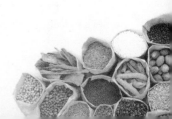

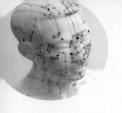

第四节　各种牙龈问题

局部原因引起的牙龈出血

　　局部原因引起的牙龈出血，常见于患牙龈炎和牙周炎的病人。这些人由于不经常刷牙或由于刷牙方法不正确，在牙龈边缘的地方产生结石。牙结石是一种坚硬的石灰样物质，对牙龈有刺激作用，能引起牙龈发炎、肿胀、出血，轻者在刷牙、吮吸、咬硬物或剔牙时出血，重者在轻微刺激或没刺激时也会出血。如发炎、高热致牙龈组织的血管结构发生变化，也会造成出血。此外，假牙不合适、食物嵌塞、牙周损伤等，都可造成牙龈出血。牙颈部的龋洞不及时补，任其发展到牙龈缘下，由于龋洞边缘不规则且锐利，常会刺激牙龈，导致牙龈发炎、破溃而出血。

　　上述常见的局部病变引起的牙龈出血，只要及时处理局部病灶，消炎后即可止血。

牙龈萎缩

　　牙周病可造成牙龈萎缩。大多数成年人都患有牙周病，一般来说，牙周病进展缓慢，始发时多为牙龈炎，除偶有刷牙出血外没有其他症状，一般不为人所注意。而牙龈炎发展到一定程度即为牙周炎，此时可出现严重口腔异味，牙周反复脓肿，牙齿松动，牙缝越来越大，严重者牙齿脱落。

　　刷牙方法不当不但不能保护牙齿，还会破坏牙齿及牙周组织，如过硬的牙刷、牙膏中摩擦剂颗粒过粗及拉锯式刷牙，都可能导致牙龈萎缩。

预防牙龈萎缩

牙龈萎缩是不可逆的，重点应放在预防上。

首先，要进行定期的口腔保健。发达国家的经验证明，每6～12个月应洗一次牙。

其次，掌握正确的刷牙方法。推荐使用刷毛较软，顶端圆钝的牙刷。牙膏以含氟牙膏为佳，其中含的摩擦剂应粗细合适。同时要学会正确的刷牙姿势，大多数人可采用竖刷法或短横颤动法。在必要的情况下可使用牙签、牙线以清理牙刷难以到达的位置等。

牙龈红肿说明身体有状况

① 胃火上盛：症见牙龈肿痛，患侧面颊肿胀，严重的不能嚼食、局部灼热、口苦口臭、便秘、舌红苔黄等。治宜清热泻火、消肿止痛。

② 肾阴不足，虚火上炎：症见齿龈微肿、微红，微微隐痛，齿摇不固或兼有牙血，没有其他异样。治宜滋阴降火、补肾固齿。

③ 风寒牙痛：症见突然发作，痛连头额、两侧，势如电掣。其中，若痛有游走，痛如电掣，连及头额、两颊者，是为风痛；若吸触冷气冷物即痛，部位固定者，是为寒痛。治宜祛风、散寒、镇痛。

女性排卵期易患牙龈炎

研究人员发现，女性在排卵期内，牙龈炎症发病较高。而在排卵期前，牙龈炎症发病较低；女性进入月经期后，牙龈炎症会进一步降低。

齿龈发炎的程度会随月经周期发生变化，但牙菌斑和其他体现齿龈健康的情况不会随之变动。女性在经期前或经期中的几天常会出现口腔不适的症状——这时正是她们牙龈发炎情形消退的时候。

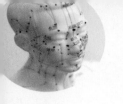

第五节　看牙知健康

牙龈萎缩

牙龈萎缩是指龈肉日渐萎缩而言。这一症状在历代医书中散见于牙龈宣露、牙齿动摇、齿衄、齿挺等病的论述中。龈萎症在临床上很少单独出现，常与牙根宣露、牙齿松动、牙龈溃烂以及牙龈出血等并见。

养生建议

① 对于胃火上蒸引起的牙龈萎缩，治疗时应清胃泻火，药方选清胃散。

② 对于肾阴亏损引起的牙龈萎缩，治疗时应滋阴降火，药方选知柏地黄丸。

③ 对于体内气血双亏引起的牙龈萎缩，治疗时应补气益血，药方选八珍汤。

▶ **症状**

口臭口渴；头晕耳鸣；牙龈萎缩。

▶ **面诊**

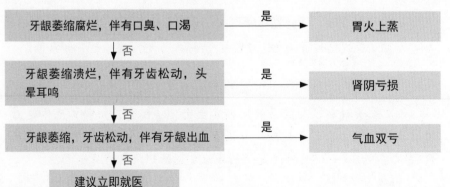

牙龈萎缩腐烂，伴有口臭、口渴	是 →	胃火上蒸
否 ↓		
牙龈萎缩溃烂，伴有牙齿松动，头晕耳鸣	是 →	肾阴亏损
否 ↓		
牙龈萎缩，牙齿松动，伴有牙龈出血	是 →	气血双亏
否 ↓		
建议立即就医		

▶ **治疗方法**

合谷穴有通经活血、清热解表、镇静止痛的功效。常按摩此穴，对牙龈萎缩有很好的调理作用，还能治头痛、耳鸣，降血压等。

▶ **穴位定位**

手背部，拇指与食指的根部交接处，肌肉最高点。

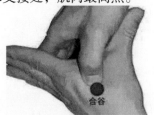

合谷

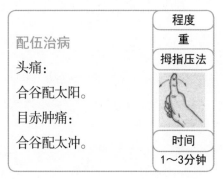

配伍治病

头痛：

合谷配太阳。

目赤肿痛：

合谷配太冲。

程度
重
拇指压法
时间
1～3分钟

养生食谱

材料：南瓜300克，红枣25克，红糖20克。

做法：南瓜洗净切小块，放入砂锅中；红枣洗净去核，放入砂锅；加适量清水，并放入红糖，炖至南瓜熟透即可。

功效：具有健脾和胃、祛风散寒、补中益气、止咳平喘之功效。

牙齿浮动

牙齿浮动，又称"牙齿动摇"。手阳明之脉入下齿，足阳明之脉入上齿，齿为骨之余，寄龈以为养，所以齿动与手足阳明之脉和肾关系密切。牙齿浮动又以老年人多见。

养生建议

❶ 对于因阳明热壅而出现的牙齿浮动，治疗时应清胃固齿，药方选清胃散或甘露饮。

❷ 对于肾阴虚而出现的牙齿浮动，治疗时应滋肾固齿，药方选六味地黄丸加骨碎补，或用滋阴清胃固齿丸。

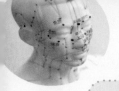

③ 对于肾气虚而出现的牙齿浮动，治疗时应补肾固齿，药方选还少丹。

此外，牙齿浮动，与口腔卫生也有着密切关系。如果经常不漱口，不刷牙，食物残渣夹于齿缝，附于齿龈，日久作热，腐蚀牙根，则齿必摇。因此，保持口腔卫生也是防止牙齿浮动的必要措施。

▶ 症状

头发脱落；头晕耳鸣；牙龈萎缩。

▶ 面诊

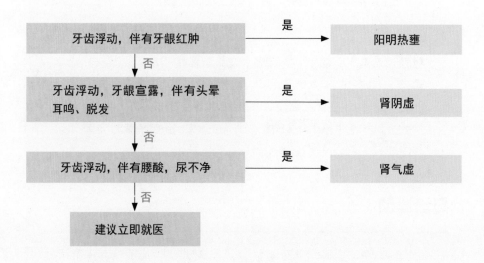

▶ 治疗方法

尺泽穴是补益肾气的最好穴位，原理是通过降肺气而补肾，适合上实下虚的人。此穴还可治疗咳嗽、气喘、支气管炎、咽喉肿痛等。

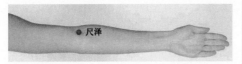

在肘横纹中，肱二头肌腱桡侧凹陷处。

配伍治病

咳嗽、气喘：
尺泽配列缺、中府。
急性吐泻：
尺泽配委中。

程度
适度
拇指压法
时间
1～3分钟

养生食谱

材料：黄芩50克，玄参20克，紫花地丁40克。

做法：上述材料加水2 500毫升，煎汁待药稍凉后，含漱。

功效：具有滋阴凉血、清热解毒的功效。

牙龈出血

牙龈出血，指牙缝或牙龈渗出血液。这一症状在《黄帝内经》中属"血溢""衄血"范畴；《金匮要略》则归入"吐衄"专篇；《诸病源候论》设有"齿间血出候"；至明代《景岳全书》始有"齿衄"症名。足阳明胃经行于上齿，手阳明大肠经行于下齿；又肾主骨，齿为骨之余，所以本病与胃、大肠及肾关系密切，但以胃的病变为常见。

养生建议

❶ 对于胃肠中有实火引起的牙龈出血，治疗时应清胃泻火，药方选清胃散，或通脾泻胃汤。

❷ 对于胃中有虚火引起的牙龈出血，治疗时应养胃阴、清胃火，药方选甘露饮加蒲黄以止血；若虚火炽盛，血色较红，可用玉女煎引胃火下行，兼滋其阴。

❸ 对于肾虚火旺引起的牙龈出血，治疗时应滋肾阴、降阳火，药方选知柏地黄丸加牛膝、骨碎补。

183

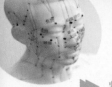

▶ 症状

口气臭秽；头晕耳鸣；齿龈出血多，舌头色红。

▶ 面诊

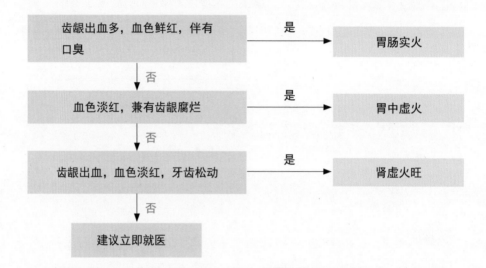

| 齿龈出血多，血色鲜红，伴有口臭 | 是 → | 胃肠实火 |

否

| 血色淡红，兼有齿龈腐烂 | 是 → | 胃中虚火 |

否

| 齿龈出血，血色淡红，牙齿松动 | 是 → | 肾虚火旺 |

否

建议立即就医

▶ 治疗方法

按摩曲池穴有清热解毒的效果，常按此穴，可缓解牙龈出血。对治疗关节疼痛、流行性感冒等也有很好的疗效。

▶ 穴位定位

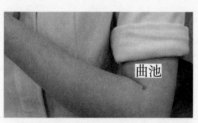

曲池

屈肘成直角，当肘弯横纹尽头处。

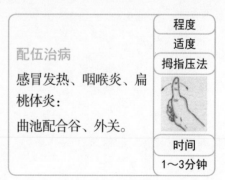

配伍治病

感冒发热、咽喉炎、扁桃体炎：

曲池配合谷、外关。

| 程度 |
| 适度 |
| 拇指压法 |
| 时间 |
| 1～3分钟 |

材料：丝瓜240克，绿茶5克，盐2克。

做法：丝瓜去皮洗净，切成片，放入砂锅中，加少许盐和适量水煮；将丝瓜煮熟，再加入绿茶，取汁饮用。

功效：此汤具有清热降火、通络、消滞的功效。

咬牙

咬牙是指上、下牙齿相互磨切、咯咯有声而言。这一症状在古典医籍中有不同的名称。《金匮要略》《诸病源候论》称其为"齘齿"，唐宋以来，又有"齿齘""咬牙""嘎齿"等名称。

养生建议

❶ 对于心胃有火热引起的咬牙，治疗时应清泄胃火，常用药方为清胃散。

❷ 对于因体内有蛔虫引起的咬牙，治疗时应以驱虫为主，佐以健脾化湿法，常用追虫丸、使君子散或乌梅丸。

❸ 对于体内气血虚弱引起的咬牙，治疗时应用益气养血法，药方用八珍汤加减。

❹ 对于虚风内动引起的咬牙，治疗时应用柔肝滋肾、育阴潜阳、息风止痉法，药方选镇肝息风汤、大定风珠。

▶ 症状

头目眩晕；声音低微；面黄肌瘦；睡眠时咬牙。

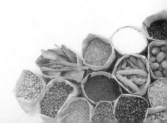

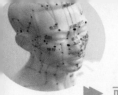

▶ **面诊**

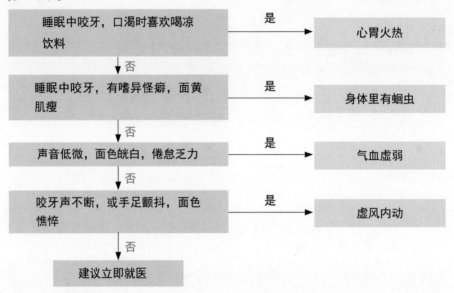

| 睡眠中咬牙，口渴时喜欢喝凉饮料 | 是 → | 心胃火热 |

睡眠中咬牙，口渴时喜欢喝凉饮料 —是→ 心胃火热

↓否

睡眠中咬牙，有嗜异怪癖，面黄肌瘦 —是→ 身体里有蛔虫

↓否

声音低微，面色㿠白，倦怠乏力 —是→ 气血虚弱

↓否

咬牙声不断，或手足颤抖，面色憔悴 —是→ 虚风内动

↓否

建议立即就医

▶ **治疗方法**

经常按摩液门穴，对改善咬牙的症状有很好的疗效。还可治疗头痛、目眩、咽喉肿痛、眼睛赤涩等症状。

▶ **穴位定位**

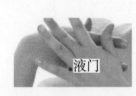

液门

位于人体的手背部，当第四、五指间，指蹼缘后方赤白肉际处。

配伍治病
喉痛：
液门配鱼际。

程度
适度
拇指压法

时间
1～3分钟

养生食谱

材料：老南瓜500克，绿豆50克，盐、白糖各少许。

做法：绿豆洗净，老南瓜去皮洗净，切成约2厘米见方的小块。锅中加750毫升水，将绿豆放入锅中，用大火烧沸后再用小火煮20分钟左右。当绿豆皮刚被煮裂时，下南瓜块，大火烧沸后改中火煮至软熟。这时可放少许白糖或者盐（放糖或盐根据自己的喜好），搅匀后即可。

功效：具有清热祛火的功效。

牙齿焦黑

牙齿焦黑，《脉经》中称为"齿焦""齿忽变黑"。《诸病源候论》中有"牙齿历蠹候""齿黄黑候""历蠹者，牙齿黯黑之谓"。到清代，温病学家叶天士尤重视验齿，他在《南病别鉴》中说："齿焦无垢者，死；齿焦有垢者，肾热胃劫也。"《温病条辨》则把"齿黑"列为热邪深入下焦的主要标志。

养生建议

❶　对于下焦热盛引起的牙齿焦黑，治疗时应用咸寒甘润法，三甲复脉汤主之。

❷　对于肾热胃劫引起的牙齿焦黑，治疗时应用清胃救肾法，玉女煎主之；若有腹满便秘的可用调胃承气汤治疗。

❸　对于冷风侵袭经脉引起的牙齿焦黑，治疗时应用填精除风法，药方选地骨皮散治之。

▶ 症状

头发脱落；口干舌燥；烦躁不眠；牙齿焦黑。

▶ 面诊

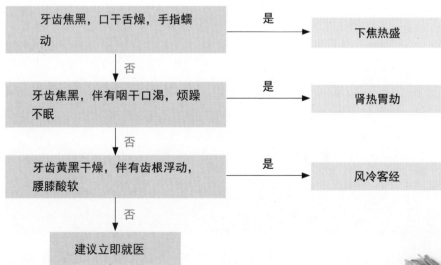

牙齿焦黑，口干舌燥，手指蠕动 —— 是 → 下焦热盛

↓ 否

牙齿焦黑，伴有咽干口渴，烦躁不眠 —— 是 → 肾热胃劫

↓ 否

牙齿黄黑干燥，伴有齿根浮动，腰膝酸软 —— 是 → 风冷客经

↓ 否

建议立即就医

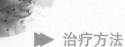

▶ 治疗方法

　　按摩承光穴，可清除体内热气，改善牙齿焦黑的症状。对头痛、目眩、鼻塞、热病等都有很好的疗效。

▶ 穴位定位

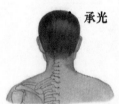

承光

位于头部，当前发际正中直上2.5寸，旁开1.5寸。

配伍治病	程度
	适度
头痛：	二指压法
承光配百会。	
	时间
	1～3分钟

养生食谱

　　材料：猪瘦肉100克，苦瓜60克，盐3克，淀粉2克，蚝油5克，植物油15克。

　　做法：猪瘦肉洗净，捣烂如泥；蚝油、盐、淀粉适量，与猪瘦肉混合均匀；苦瓜洗净，横切成长约5厘米的筒状，挖去瓜瓤，填入猪瘦肉泥；起油锅，下苦瓜块爆炸片刻，即用漏勺捞起，放入瓦锅内，加水少量，用文火焖1小时，瓜烂味香即可。

　　功效：清热养胃、除烦止渴。

牙龈溃烂

　　牙龈溃烂，是指牙床周围的组织（包括上龈、下龈）破溃糜烂而疼痛。本病在《诸病源候论》中被称为"齿漏"，其后，历代医书统称"牙疳"。其又分为"走马牙疳""风热牙疳""青腿牙疳"等。

❶ 对于风热牙疳，治疗时以疏风清热解毒法，常用清胃汤；日久不愈，可加人参、玄参；兼湿重者，加茵陈、薏苡仁、车前子。

❷ 对于青腿牙疳，治疗时以祛寒行湿、清火解毒法，常以活络流气饮加蒲公英、马齿苋。

❸ 对于走马牙疳，治疗时以解毒清热为主，常用解毒消疳汤内服；正气虚者，加人参、黄芪；脾虚者，加服人参茯苓粥；热久蚀伤者，可服甘露饮。

▶ 症状

恶心呕吐；牙龈红肿腐烂，舌质红。

▶ 面诊

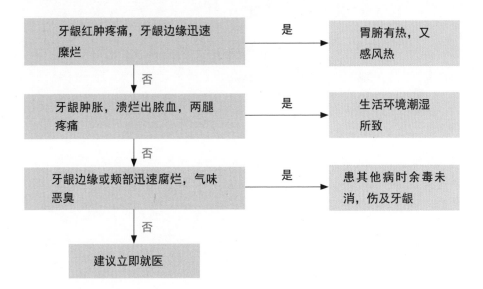

牙龈红肿疼痛，牙龈边缘迅速糜烂 ——是——→ 胃腑有热，又感风热

否↓

牙龈肿胀，溃烂出脓血，两腿疼痛 ——是——→ 生活环境潮湿所致

否↓

牙龈边缘或颊部迅速腐烂，气味恶臭 ——是——→ 患其他病时余毒未消，伤及牙龈

否↓

建议立即就医

▶ 治疗方法

三间穴可清热止痛，常按此穴，对治疗风热所引起的疾病如牙痛、牙龈溃烂、咽喉肿痛等有很好的疗效。

▶ 穴位定位

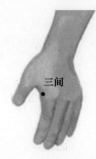

三间

微握拳，食指本节（第二掌指关节）后方桡侧凹陷处。

配伍治病

目视不清：
三间配攒竹。

程度
轻
拇指压法
时间
1～3分钟

养生食谱

材料：冰糖100克，清水1碗。

做法：将冰糖100克放入装有清水的碗中，再放入锅里煮成半碗，一次服完，每日2次。

功效：有清热退火止牙痛之效。适用于虚火牙痛。

第八章

望口唇

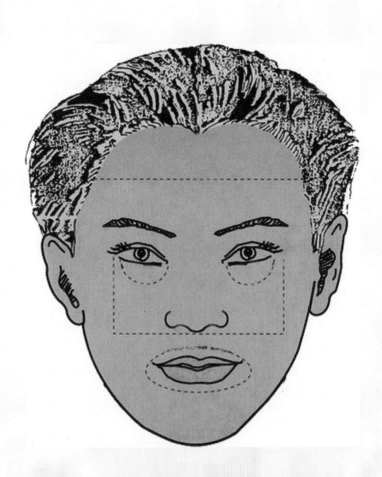

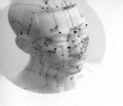

第一节　口唇与脏腑的关系

唇诊的理论依据

　　唇诊，是以观察唇所分属各部位的色泽以及唇的形态变化，来判断相应脏腑的生理、病理的变化，以预测疾病的方法。

　　"唇为脾窍，乃脾胃之外候"，如《素问·金匮真言论》曰："脾开窍于口。"《灵枢·阴阳清浊》曰："胃之清气，上出于口。"都说明了唇与脾胃的密切关系。其实唇与大肠、肝、督脉等关系也极为密切，如《灵枢·经脉》记载："大肠手阳明之脉……还出挟口，交人中。"还有任脉、冲脉、肾经等，其循行与口唇相近，说明唇与脏腑关系很密切，所以唇可以反映脏腑的精气状况，观唇能预知疾病。

口唇与健康关系密切

　　口唇与脾关系密切。脾是重要的淋巴器官，具有造血、滤血、清除衰老血细胞及参与免疫反应等功能，被称为"后天之本"。我国医学有记载"脾气通于口，脾和则口能知五谷矣""口唇者，脾之官也"。可见口唇与健康的密切关系。

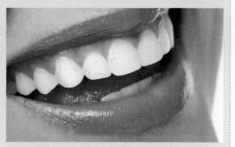

　　俗话说："病从口入。"口腔是疾病进入人体的门户。由不洁食物引起的各种传染病以及糖尿病、高血压病、肥胖和贫血等，都是与食物经口而入分不开的。

口唇与脏腑的对应分布

口唇是十四经的枢纽，脏腑的要冲。我们可以以八卦图来说明脏腑与唇的对应关系。将口微闭，从两口角画一横线，再从鼻中沟经上、下唇中央画一垂直于两口角的竖线，将口唇分成四等份，再画两条过直角中点的斜线，将口唇分成了八等份，每份为一个八卦方位，每个脏或腑分配在一个方位上，然后根据每个方位上的形态、色泽等来判断生理、病理变化。

坎属肾、膀胱。乾属肺、大肠。艮属上焦、膈以上（包括胸背部、胸腔内脏器、颈项、头颅、五官）。震属肝胆区。巽属中焦。离属心、小肠。坤属脾和胃。兑属下焦（包括脐水平以下小腹部、腰骶部、盆腔、泌尿生殖系统）。

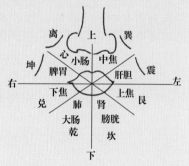

口唇的"坎"位的疾病

由于"坎"属肾、膀胱，急性肾炎的病人此处红紫，慢性肾炎的病人此处黯黑。

肾是主宰人体生长发育、生殖及维持水液代谢平衡的重要脏器。肾在下开窍于二阴，与大小便的排泄、性功能活动有关，故大便溏稀、小便困难或淋漓不尽、阳痿、早泄等都可以从肾治。

膀胱是储尿和排尿的器官。当膀胱有病时，就会出现小便的异常和排尿困难。膀胱之所以能排尿，主要靠肾的气化作用。

综上所知，肾的生理功能包括现代医学上的生殖、泌尿系统及部分内分泌、中枢神经系统的功能，这些系统的疾患都可能跟肾有关。膀胱的功能主要是储尿和排尿的作用，其病变也主要表现在泌尿功能方面。

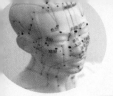
口唇的"乾"位的疾病

由于"乾"属肺、大肠，如果口唇下方起疱疹，则说明患者可能为肺热。

肺病变会出现以下症状：咳嗽、气喘、呼吸不利；体倦无力、气短懒言、自汗；气滞胸闷、咳喘；水湿停留、尿少、水肿；鼻塞、流涕、嗅觉异常，甚至鼻翼扇动，呼吸困难。

大肠的主要功能是进一步吸收粪便中的水分、电解质和其他物质，形成、储存和排泄粪便。同时大肠还有一定的分泌功能，如杯状细胞分泌黏液中的黏液蛋白，能保护黏膜和润滑粪便，使粪便易于下行，保护肠壁防止机械损伤，免遭细菌侵蚀。大肠有病则主要表现为大便次数和形状的异常。

口唇的"艮"位的疾病

由于"艮"属上焦、膈以上，胸背部、胸腔内脏器、颈项、头颅、五官，凡是上焦火旺的病人此处易起疱疹、口角溃烂。

上焦，人体部位名，三焦之一。三焦的上部，从咽喉至胸膈部分。《灵枢·决气》："上焦开发，宣五谷味，熏肤，充身，泽毛，若雾露之溉，是谓气。"这是形容上焦心肺敷布气血，犹如雾露弥漫之状，有灌溉并濡养全身脏腑组织的作用。

膈为一向上隆凸的薄肌，位于胸、腹腔之间，封闭胸廓下口。膈穹窿右高左低，最高点分别位于右第四、左第五肋间隙，膈上面覆以膈胸膜筋膜、壁胸膜或心包壁层，隔着胸膜与肺底相邻，中央部与心包愈合。膈下面右半与肝右内叶，膈下面左半与肝左外叶、胃和脾相邻。膈为主要的呼吸肌。

口唇的"震"位的疾病

由于"震"属肝胆区，凡是肝胆有湿热、瘀热、肝胆火旺者，均可能有疱疹或肿胀、痛、痒等症状。

中医认为，肝与胆互为表里，称胆为肝腑，故两者常并提。肝是身体内以代谢功能为主的一个器官，并在身体里面扮演着去氧化，储存肝糖原，分泌性蛋白质的合成等的角色。肝脏也制造消化系统中的胆汁。肝脏还能促使一些有毒物质的排泄，从而起到解毒作用。肝脏很容易患上如甲型或乙型肝炎、中毒性肝炎、肝癌或是肝硬化等疾病。其中，最为严重者是肝癌。

胆呈囊形，附于肝之短叶间，与肝相连。肝和胆又有经脉相互络属，互为表里。胆有储存浓缩胆汁、排空胆汁、调节胆道压力的作用。胆常见疾病有胆囊炎、胆结石。

口唇的"巽"位的疾病

由于"巽"主中焦，凡是中焦（包括膈肌以下，肚脐以上，上肢部，腰背部及其内在器官）疾患可能在此处有肿胀、疱疹等。

中焦具有消化、吸收并转输水谷精微和化生气血的功能。《灵枢·营卫生会》说："中焦……此所受气者，泌糟粕，蒸津液，化其精微，上注于肺脉，乃化而为血，以奉生身。"并概括中焦的功能为"中焦如沤"。沤，是浸泡的意思。所谓"如沤"，是形容中焦脾胃腐熟、运化水谷，进而化生气血的作用。

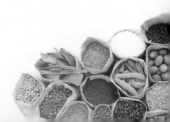

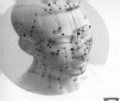

口唇的"离"位的疾病

由于"离"属心、小肠，凡是心经有热、小肠经有热，均可能会在鼻唇沟右侧起疱疹。

中医学中，心是脏腑中重要的器官，主宰各脏腑进行着协调的活动。故《黄帝内经》说："心者，五脏六腑之大主也。"也就是说，各脏腑在心的领导下互相联系，分工合作，构成一个有机的整体。心的主要生理功能是：主意识，主血脉，主汗，开窍于舌等。

小肠位于腹中，上端接幽门与胃相通，下端通过阑门与大肠相连。盘曲于腹腔内，上连胃幽门，下接盲肠，全长4～6米，展开有半个篮球场大。小肠与心互为表里，是食物消化吸收的主要场所。

口唇的"坤"位的疾病

由于"坤"属脾和胃，凡是脾胃有病的均可能在此处有疱疹或红肿。

脾是重要的淋巴器官，具有造血、滤血、清除衰老血细胞及参与免疫反应等功能。脾位于左季肋区，相当于左侧第九至第十一肋的深面，其长轴与第十肋方向基本一致。脾的位置可因体位、呼吸及胃的充盈程度而有所变化。正常的脾脏一般不能摸到，如在左肋缘下可扪及者，均表示脾肿大。

胃位于膈下，上接食管，下通小肠。胃的上口为贲门，下口为幽门。胃的形态、大小、位置因人而异，主要由肌张力和体型决定。其主要生理功能是受纳与消化食物。

口唇的"兑"位的疾病

由于"兑"属下焦(包括脐水平以下小腹部、腰骶部、盆腔、泌尿生殖系统)，凡是下焦有湿热、瘀血者，均可能在此处起疱疹、肿胀、烂口角等。

下焦是人体部位名，系三焦之一。三焦的下部，指下腹腔自胃下口至二阴部分，即脐以下为下焦，包括肝、肾、大肠、小肠、膀胱。《灵枢·营卫生会》："下焦者，别回肠，注于膀胱而渗入焉。故水谷者，常并居于胃中，成糟粕，而俱下于大肠而成下焦。渗而俱下。济泌别汁，循下焦而渗入膀胱焉。"下焦能分别清浊，渗入膀胱，排泄废料，其气主下行。

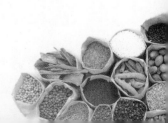

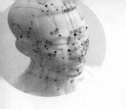

第二节 口唇保健的面部按摩

洁白护牙——牙齿保健的面部按摩

洁白、好看的牙齿令人羡慕。有的人却"笑不露齿"，不敢让别人看见自己的一口烂牙。长期坚持做牙齿保健按摩，既能增强牙齿、牙周及口腔各组织器官的健康，又可促进消化系统的功能，让你笑口开。

操作：

❶ 准备功。（深呼吸）采取舒适的坐位，集中精神做9次深呼吸，然后做下面的功法。

❷ 鼓腮功。准备功做完后，闭口咬牙，用两腮和舌头做漱口动作，连续36下。漱口时，口内多生津液，分3口慢慢咽下。久练则津液增多，经常做此动作，达到间接按摩牙龈、保护牙齿的目的，同时又能使面部肌肉丰满，不易塌陷。

❸ 叩齿功。鼓腮功做完后，做叩齿功。叩齿时，使每个牙都能叩接。

❹ 口外手指按摩牙龈。口唇轻轻闭拢，用双手手指压在上、下唇和腮部做揉捏动作。每个部位按摩十余次，每个区域按摩时最好是从牙根向牙冠方向顺序，此法只能按摩牙齿的唇颊侧牙龈，舌腭侧牙龈用另法按摩。

❺ 口内手指按摩牙龈。一般主张在刷牙洗脸后进行此法。将洗干净的手指伸进口内，压在牙龈的唇颊面（外面）或舌腭面（里面）上沿牙轴方向按摩，先上后下，先左后右，一个部位按摩十余次后再换另一个部位，直到按摩完所有牙齿。

⑥ 舌头按摩牙龈。运用携带唾液的舌头自上而下，自左而右，自内而外舔压牙龈和牙齿，上下内外4个面舔压各十余次，每日1次。舔压方向横竖均可，最好自牙根向牙冠方向，舔压力量的大小视牙齿、牙龈、牙周的病情而定，健康情况越差用力越小。长期坚持这种方法对牙周炎、牙周脓肿有消炎排脓止血作用，对牙周萎缩有治疗作用，对减少龋齿发生亦有好处，对无牙病者能起到防病作用。

皮肤粗糙——皮肤细嫩的面部按摩

有时我们会以一个人的皮肤色泽来判断其健康状况。如果肤色欠佳、粗糙而又少光泽，那么此人身体状况一定较差。反之，如果皮肤细嫩而有光泽，无疑是身体状况良好的特征。

女性朋友都希望自身的皮肤光滑、细嫩，所以女性特别重视皮肤的美容。她们着意于用各种化妆品来修饰、打扮，却忘了最根本的一条：如何保持皮肤自身的健康。如果你想使自己肤若凝脂，现在就请试试自我按摩吧！

操作：

❶ 额部。用双手拇指外侧的螺纹面或第三、四指的指腹，从前额中线向两侧鬓角区做分推法。

❷ 眼角部。先用同侧手的拇指与食指将外眼角上、下皮肤固定，稍稍绷紧，然后用另一手的食指指腹，沿着眼轮匝肌的环状走向做眼周按摩，手法宜轻柔。

❸ 颧部。从鼻侧用拇指外侧螺纹面向耳前分推或轻抹。

❹ 颊部。从鼻孔与口角旁，以相同手法用拇指指端向两侧鬓角区轻抹或分推。

❺ 下颌部。以指揉法或指叩法，从下颌中线开始，向鬓角区轻轻指揉或指叩；颌骨下部皮肤，也可用相同方法，从下颌中线沿颌骨向耳后轻揉或轻叩。

❻ 用双手拇指、中指、环指同时由口到耳、由鼻到耳之上，轻轻捏皮肤90次，反复2~3遍。

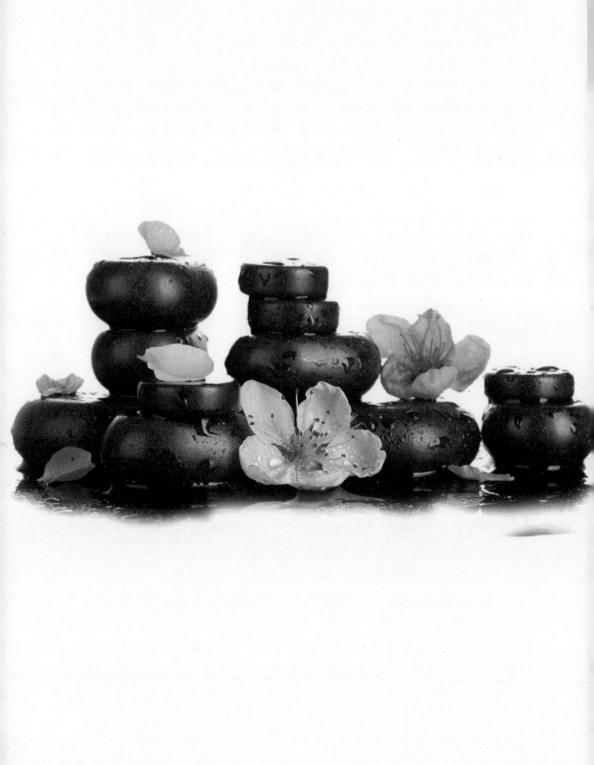